W0201728

Andrea-Anna Cavelius

Angst und Panikattacken überwinden

MIDENA

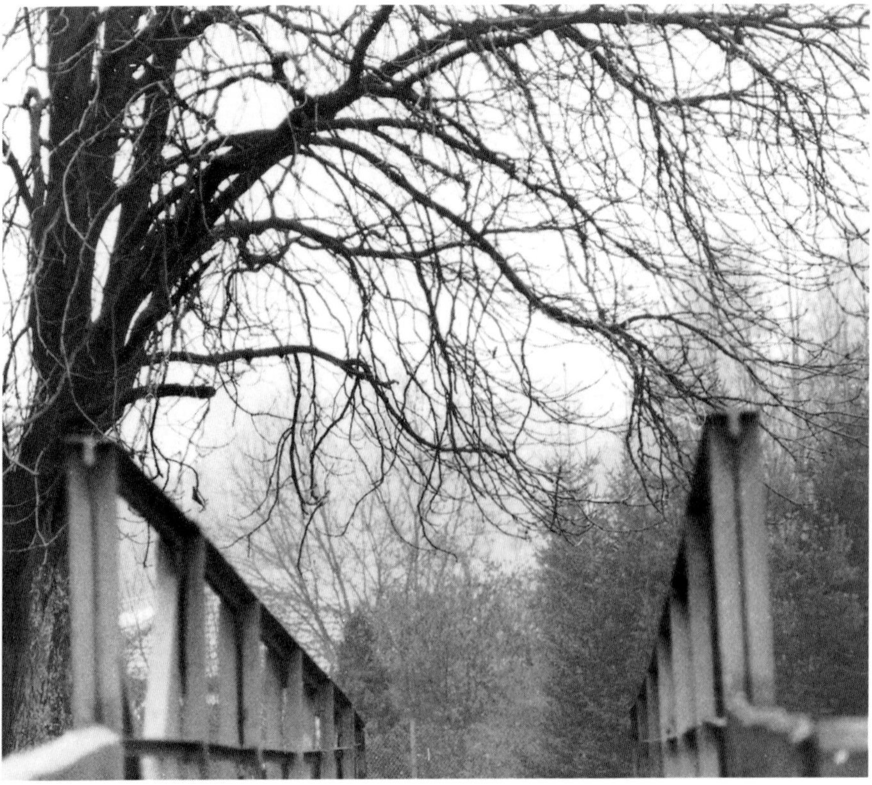

Andrea-Anna Cavelius

Angst und Panikattacken überwinden

Das Selbsthilfe-Programm

MIDENA

Inhalt

Selbstbewußtsein hilft Ängste besiegen, denn Selbstbewußtsein bedeutet Verwurzelung mit dem Leben und mit sich selbst.

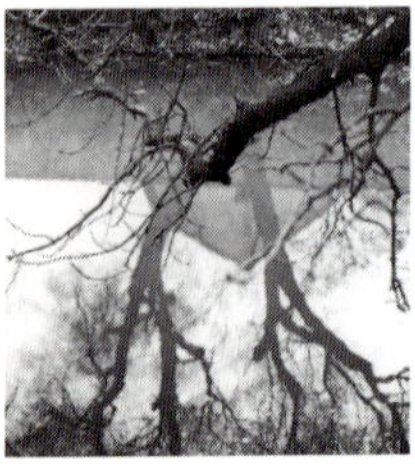

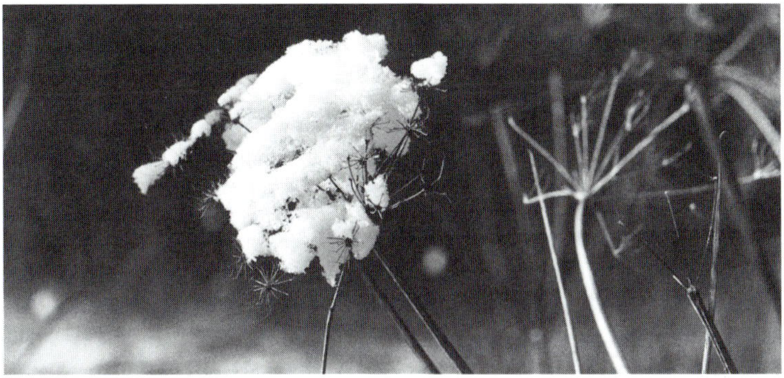

Angst entsteht aus mangelndem Selbstverständnis: erst wenn das klar erkannt wird, kann der Kampf gegen die Angst gewonnen werden.

Ein Weg aus der Angst ist das Ruhen in seiner Mitte.

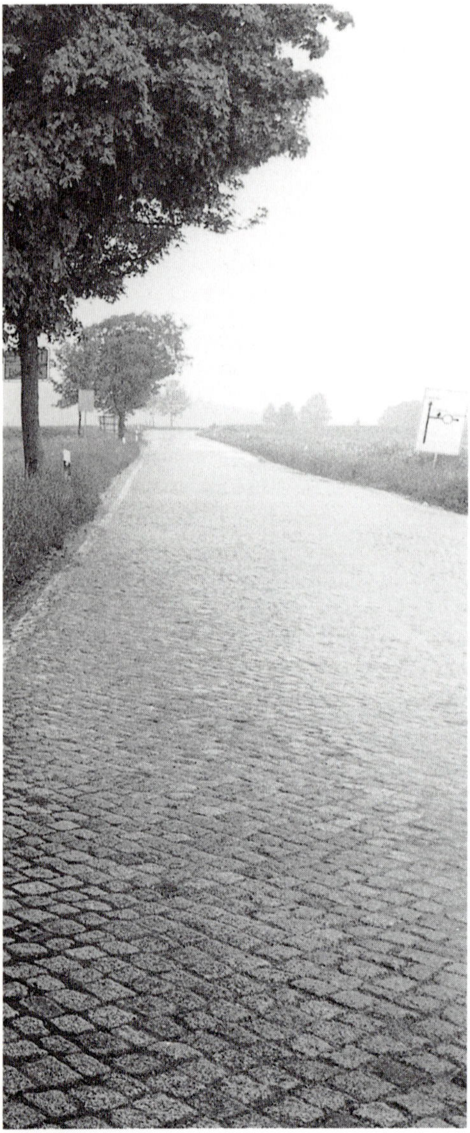

Vorwort

Angst was kommt
Denken vor Angst was kommt
Angst vor dem Denken was kommt
Angst vor dem Denken
Wenn es kommt
kommt es wegen der Angst
wegen der Angst vor dem Denken
die mir Angst macht

Erich Fried

Ein Leben ohne Angst gibt es nicht – sie gehört zur menschlichen Befindlichkeit. Gefährlich wird es dann, wenn der Mensch so von seiner Angst überflutet wird, dass er kein normales Leben mehr führen kann.

Jeder Mensch hat schon einmal im Leben Angst gehabt – sei es die Angst vor der Dunkelheit, einer Prüfung in der Schule, die Angst vor Publikum zu sprechen, oder die Angst vor dem Zahnarzt –, denn die Angst gehört zum Menschsein. Manche Menschen neigen dazu, sich schnell über etwas Sorgen zu machen. Wann die Sorge jedoch zur quälenden täglichen Angst wird, wissen die Betroffenen nur allzu gut.

Fließende Grenze

Die Grenze zur Angst als Störung ist fließend. Sie wird dann überschritten, wenn der Mensch nicht mehr in der Lage ist, ein normales Leben mit seiner Angst zu führen, und ständig zu Ausweichmanövern und Vermeidungsverhalten gezwungen ist. Heute ist etwa jeder Fünfte im Lauf seines Lebens von Angststörungen betroffen. Sie sind damit die am weitesten verbreitete seelische Störung, aber auch eine, die man mittels Techniken und Strategien gut selbst behandeln kann. 80 Prozent der Angstpatienten kann zudem mit einer Verhaltenstherapie geholfen werden.

Hintergründe

Jede Angst hat etwas mit dem eigenen Leben zu tun, um das man fürchtet. Ängste sind wie tief liegende Bilder unseres Wesens. Sie kehren das zuunterst Liegende zuoberst, um das, was unverarbeitet im Unterbewusstsein ruht, mit Macht und alarmierenden körperlichen Symptomen ins Bewusstsein zu drängen.

Die Gründe dafür, warum der Mensch sich schwer tut, mit seinen Gefühlen und dem »Existenzial« Angst angemessen umzugehen, sind nicht zuletzt im wachsenden Verlust an Geborgenheit in Gesellschaft und Familie zu suchen. Einzelkämpfertum, Ellbogenmentalität und materielle Leistungsbezogenheit sind Begleiterscheinungen dieser Entwicklung, Mitgefühl und Einfühlungsvermögen als soziale Qualitäten werden verdrängt und machen der Pflicht des Einzelnen zu Unbekümmertheit und Oberflächlichkeit Platz. Seelische Nöte und Probleme werden dadurch freilich nicht beseitigt.

Ellenbogenmentalität und materielle Leistungsbezogenheit sind zunehmend schon bei Kindern zu beobachten, die heute zu früh zu Erwachsenen in unserer Erfolgsgesellschaft heranwachsen.

Wie Ihnen dieses Buch hilft

- Dieses Buch zeigt zunächst die Bedeutung der Angst für den Menschen im Allgemeinen auf und beleuchtet verschiedene Ursachen, die die Entstehung von Angststörungen und Panikattacken begünstigen oder sie auslösen.
- Wie sich seelische Ursachen in körperlichen Symptomen äußern und wie sie sich beseitigen lassen, ist Thema des zweiten Teils des Ratgebers.
- Der dritte Teil beschäftigt sich mit den häufigsten Ängsten und Phobien und zeigt Möglichkeiten auf, wie Sie sie aus eigener Kraft überwinden können. Ein nicht nachlassendes Bestreben in der Arbeit an der eigenen Persönlichkeit ist dabei Grundvoraussetzung.
- Kreative Entspannungsmethoden, die auf ein besseres Körper- und Selbstbewusstsein abzielen, runden das Buch ab.

Angst und Panik – Ursachen, Symptome, Auslöser

Jedes Angsterlebnis konfrontiert uns mit der Tatsache, dass unsere Lebenszeit begrenzt ist. Darin liegt aber auch ein schöpferisches Potenzial, das uns in unserer persönlichen Entwicklung vorwärts peitscht.

Die Angst ist eines der elementarsten Gefühle, die jeden von Lebensbeginn an begleiten. Obwohl sie uns mit unserer Schwachheit konfrontiert und mit dem Verlust der Kontrolle über bestimmte körperliche Reaktionen einhergeht, ist sie nicht weniger wichtig als die lebenserhaltenden Bedürfnisse Hunger und Durst, der Ausdruck von Freude und Trauer, Lust oder Unlust: Ein Leben ohne Angst wäre unmenschlich. Ziel kann und soll es daher auch nicht sein, die Welt angstfrei zu erleben. Vielmehr müssen wir lernen, uns mit unseren Ängsten auseinander zu setzen, ihre Ursachen zu ergründen und unseren »Standort« im Leben zu bestimmen.

Existenzangst – im Angesicht der Endlichkeit

Jedes Angsterlebnis im Lauf unseres Lebens konfrontiert uns auf extreme Weise mit unserem Dasein, mit unserer Endlichkeit und der immer gegenwärtigen Möglichkeit des Todes. Diese Erfahrungen, so erschreckend sie auch sein mögen, bergen ein beträchtliches schöpferisches Potenzial und können uns einen großen Schritt in unserer Persönlichkeitsentwicklung vorwärts bringen. So gesehen bereichert die Angst unser Innenleben. Denn nur im Bewusstsein unserer Endlichkeit sind wir in der Lage, unseren Platz in diesem Leben zu finden.

Angst als Triebfeder

Die Gewissheit, dass unser Leben irgendwann gezeitigt ist, konfrontiert uns mehr als jedes andere Gefühl mit unseren Fähigkeiten und Talenten wie mit unseren Schwächen und dunklen Punkten. Doch sind wir unserer Angst nicht hilflos ausgeliefert, denn jeder kann etwas im Leben bewirken, kann etwas ertragen und kann etwas verändern.

Jede Angst kann uns motivieren, kann verborgene Energien wecken und bereitstellen und uns zum Engagement für unsere Persönlichkeit anregen. Die Angst ist einer der wichtigsten Anlässe, sich über sein Leben, wie es bisher verlaufen ist und wie es in Zukunft verlaufen soll, Gedanken zu machen. Und sie ist vielleicht der Beginn des Versuchs, ein erfülltes Leben zu leben, in welchem wir uns und anderen gerecht werden können. Ohne die Angst um unser Leben und das dadurch sensibilisierte Selbst-Bewusstsein, wie wichtig dieses Leben für uns ist, erleben wir unser Menschsein nur unvollkommen.

Angst ist einer der wichtigsten Anlässe, sich über den Verlauf seines bisherigen Lebens Gedanken zu machen und sich Ziele für die Zukunft zu setzen.

Die Angst vor dem Sterben ist uns allen gemeinsam – und niemand kann ihr entgehen, weil der Tod unser unabänderliches Schicksal ist.

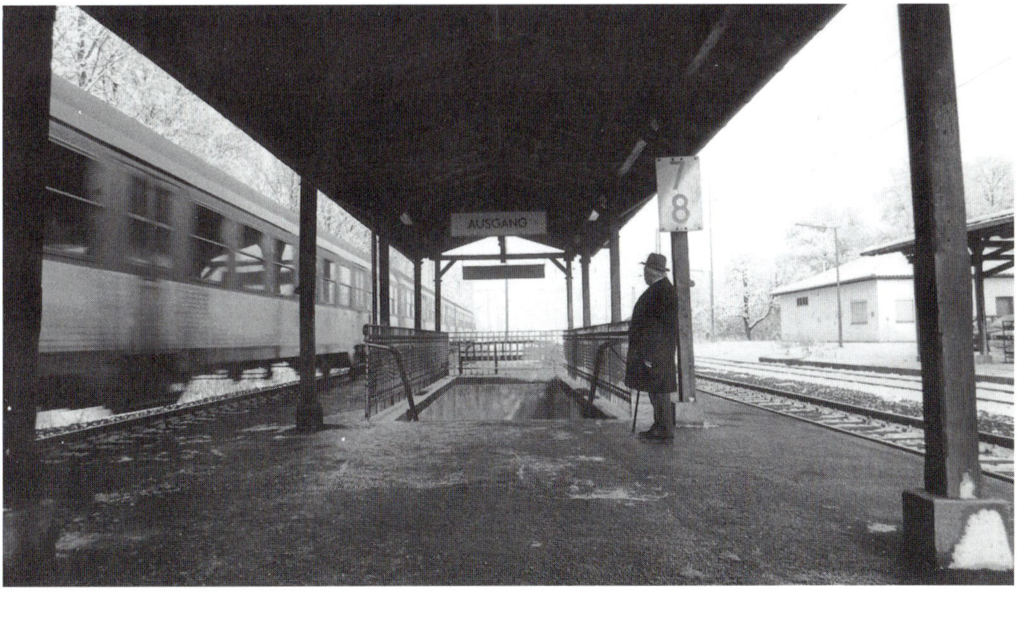

Angst als Warnmechanismus

Darüber hinaus ist die Angst ein positiv zu bewertender Warnmechanismus. Nicht nur kann sie uns im Bewusstsein unserer Endlichkeit in unserer Persönlichkeitsentwicklung vorwärts peitschen, sondern umgekehrt defensiv zum Schutz und Erhalt unseres Lebens beitragen.

Die Trennungsangst ist das erste Angsterlebnis des Neugeborenen, wenn es den schützenden Mutterleib verlässt. Diese Urerfahrung wird oft wie ein »Himmelssturz« erlebt.

VERLASSENHEITSANGST – DER FALL AUS DER GEBORGENHEIT

Die erste Angst des Menschen ist die Angst vor Trennung und vor dem Alleinsein. Trennungsangst ist eine Form der Angst, die in der Entwicklungsgeschichte des Menschen begründet ist. In ihrer ursprünglichen Form lässt sie sich vor allem bei Säuglingen und auch später noch bei Kindern beobachten. Das Menschenkind ist von Anfang an abhängig von einer Person, die es mit Nahrung versorgt und ihm Zuneigung entgegenbringt. Im Gegensatz zum Tierreich ist es sonst nicht überlebensfähig.

✳ Säuglinge, die sich selbst überlassen werden – gleich, ob es sich dabei um Nahrungs- oder Zärtlichkeitsentzug handelt –, erleiden schlimmste Verlassenheitsängste. Diese können bewirken, dass Babys kein Urvertrauen entwickeln und später als Heranwachsende eines gesunden Selbstbewusstseins entbehren.

✳ Die Angst, allein gelassen zu werden, erlebt jeder Mensch, auch der Erwachsene noch, als elementar. Menschen, die diese Erfahrung zu häufig machen, werden daher leicht Opfer anderer Ängste. Denn sowohl das Selbstbewusstsein als auch die Selbstsicherheit, die zur Angstbewältigung in jedem Fall notwendig sind, werden durch Phasen des Alleinseins beeinträchtigt.

Jeder kennt das Aufsteigen der Angst. In bedrohlich erlebten Situationen verändert sich dadurch zunächst unsere Wahrnehmung. Alle Mechanismen des Körpers sind jetzt auf höchste Aufmerksamkeit und Wachsamkeit ausgerichtet, um gegebenenfalls zu kämpfen oder zu flüchten. Gäbe es diesen Warnmechanismus nicht, wäre die Spezies Mensch – wie im Übrigen auch die Tiere – aufgrund der vielfältigen Gefahren, denen sie im Lauf ihrer Stammesgeschichte ausgesetzt war, längst ausgestorben.

Vom Sinn der Angst

Unsere Urahnen, deren Leben eng an die natürlichen Rhythmen gebunden war, erlebten die Natur einerseits als positiv, weil sie sie ernährte und ihnen das Überleben ermöglichte; zum andern erlebten sie sie als höchst gewalttätig und zerstörerisch.

Kampf oder Flucht

Der Mensch war anfangs zweifellos das schwächste Glied in der Kette der Lebewesen, die im Lauf der Evolution entstanden. Erst als er lernte, Feuer zu machen, um sich so vor dem Erfrieren zu schützen, und Waffen zu fertigen, um sich gegen wilde Tiere zur Wehr zu setzen, konnte er der ein oder anderen Gefahr trotzen. Oft blieb ihm jedoch in einer lebensbedrohlichen Situation nur eine Möglichkeit: die Flucht. Die Angst, die der Urmensch in dieser akuten Gefahrensituation empfand, diente ihm als körperlich spürbares Signal, den Rückzug anzutreten, um sein Leben zu retten.

Kampf oder Flucht sind die beiden klassischen Reaktionsweisen des Menschen in Angstsituationen. Sie wurden früh in der Entwicklungsgeschichte der Menschheit erlernt.

Ein vererbter Mechanismus

Auch wir Nachfahren werden heute noch von diesem unter Umständen lebensrettenden Mechanismus gesteuert. Fühlen wir uns einer äußeren Bedrohung ausgesetzt, reagieren wir zunächst wie unsere nächsten biologischen Verwandten, die Tiere, mit Angstsymptomen und entscheiden uns dann für den Kampf oder die Flucht – je nachdem, was der Situation angemessener ist. Die Angst hilft also auf diese Weise, uns vor wirklichen Gefahren zu schützen und in Acht zu nehmen. Sie wirkt als inneres Signal, das uns mit der angstauslösenden Situation sowie ihren möglichen schädlichen Folgen konfrontiert und uns so in die Lage versetzt, der Gefahr durch Kampf oder Flucht optimal zu begegnen.

Flucht allein reicht nicht aus

Wer in bedrohlichen Situationen immer mit Flucht reagiert, entkommt vielleicht der akuten Gefahr, nicht aber der Angst: Sie wird ihn immer wieder einholen.

Die durch Angst ausgelöste Fluchtreaktion kann sehr sinnvoll sein, wie wir gesehen haben. Nur ist die in jedem Fall gewählte Entscheidung zur Flucht nicht ausreichend, um uns ein gutes Leben zu garantieren. Denn für die Flucht entscheidet man sich immer dann, wenn man sich einer bedrohlichen Situation nicht gewachsen fühlt. Diesen Punkt dürfen wir nicht aus den Augen verlieren, wenn es darum geht, wie wir Ängste bewältigen können und sollen: Versucht ein Mensch, in einer schwierigen Situation den Ausweg nur über Flucht zu finden, so wird er immer wieder mit dieser angstauslösenden Situation konfrontiert werden.

Angst als Aufgabe

Stattdessen sollte er lernen, seine Angst als Aufgabe für die eigene Weiterentwicklung zu sehen. Denn die Angst zeigt ihm oft vielfältig verkleidet ein Problemfeld in seinem Leben auf, dem er sich stellen muss, um seelisch und letztlich auch körperlich gesund zu bleiben, denn unbewältigte Ängste können Angst- oder Panikstörungen oder sogar psychosomatische Erkrankungen hervorrufen. Deshalb ist es sehr wichtig, sich rechtzeitig mit seiner Angst auseinander zu setzen. Hilfreich kann hier eine Selbstanalyse sein, um den Ursachen für die Ängste auf die Schliche zu kommen. Dies ist der erste Schritt zur Bewältigung oder zum Umgang mit der Angst.

Paradoxe Reaktionen

Im Lauf unserer Entwicklungsgeschichte haben wir Menschen uns ebenso verändert wie die Lebensumstände, denen wir unterworfen sind. Aus dem elementaren Gefühl der Angst, das unseren Urahnen in archaischen Gefahrensituationen wie auf der Jagd oder bei Unwettern das Leben rettete, reagieren auch wir noch. Das führt zu einigen Ungereimtheiten in unserem Verhalten.

Manche Lebensgewohnheiten sind entwicklungsgeschichtlich noch zu jung, um den Schutzmechanismus Angst in Gang zu setzen. Zerstörerischer Alkohol- und Drogengenuss zählen dazu.

- Ein unerwartetes Geräusch kann uns erschrecken, obwohl es an sich keine Gefahr darstellt. In der freien Natur könnte uns diese Angstreaktion retten, da wir aufhorchen und versuchen werden, die Gefahrenquelle ausfindig zu machen und der Bedrohung zu begegnen – sei es durch Angriff oder durch Flucht.
- Wenig oder gar keine Angst machen uns hingegen Lebensweisen, die stammesgeschichtlich noch zu jung sind, um den Schutzmechanismus Angst in Gang zu setzen. Dazu gehören beispielsweise der übermäßige Genuss von Alkohol oder anderer Drogen, die unsere Gesundheit und unter Umständen auch unser Leben bedrohen, die uns aber keineswegs erschrecken. Die Angst als ursprüngliches Warnsignal tritt in der heutigen Welt nicht bei allen wirklichen Gefahren auf, sondern in vielen Situationen, die subjektiv als gefährlich empfunden werden, de facto aber nicht lebensbedrohlich sind.

Die Stellvertreterfunktion der Angst

Diese Tatsache einer objektiv harmlosen Angstursache macht es vielen Menschen schwer, zu ihrer Angst zu stehen, über sie zu sprechen und sich so mit ihr auseinander zu setzen. Außerdem behindert das unangenehme Gefühl der Ohnmacht und des Versagens in der angstauslösenden Situation einen offenen Umgang mit der Angst. Viele empfinden sich in ihrer Angst schließlich als Lebensversager schlechthin. Bedenken Sie jedoch immer: Ängste sind eine elementare Lebensempfindung. Keiner kann eine Angst aus freiem Willen erzeugen.

ANGST UND FURCHT

In unserem Sprachgebrauch haben sich »Angst« und »Furcht« als Begriffe eingebürgert, die bedeutungsgleich verwendet werden. Grundsätzlich beinhalten beide eine Reaktion auf eine Bedrohung, die sich in denselben körperlichen Symptomen äußert. In der Psychologie definiert man Angst als ein Gefühl, das einer vagen, unklaren Bedrohung entspringt, während Furcht die Reaktion auf eine konkrete Gefahr meint.

Das Erleben der Angst ist subjektiv und an bestimmte, häufig verdrängte Ereignisse gekoppelt, die übertriebene Angstzustände auslösen. Mit akuten, lebensbedrohlichen Situationen hat es nur wenig zu tun.

Angst als Indikator

Eine Angst taucht so lange auf, wie unser Körper-Geist-Seele-System in bestimmten Situationen mit Angst reagieren *muss*. Daher sollten Sie sich auch nicht bemühen, sie zu unterdrücken oder zu verdrängen. Angst überschwemmt den Menschen genauso wie beispielsweise ein Hungergefühl, wenn man lange Zeit nichts gegessen hat. Tatsächlich hat Angsterleben nur sehr wenig mit akuten und lebensbedrohlichen Gefahrensituationen zu tun. Es zeigt uns vielmehr, dass Angst als Warnmechanismus stellvertretend auf andere psychische Geschehen aufmerksam macht.

Irreale Ängste

Menschen, die oft und viel unter Angst- oder sogar Panikattacken leiden, leben nicht gefährlicher als andere. Sie leiden unter bestimmten, häufig verdrängten Ereignissen, die sie in übertriebene Angstzustände versetzen, weil sie scheinbar nicht zu bewältigen sind. Gerät jemand regelmäßig durch gleiche oder ähnliche Situationen, die keine konkrete Gefahr bergen, in Panik, spricht man von der Herausbildung einer allgemeinen Angststörung.

Das bedeutet aber nicht, dass man sich damit abfinden muss oder den Rest seines Lebens versuchen sollte, durch Vermeidungsstrategien oder Rückzug diesen Situationen aus dem Weg zu gehen. Gerade die irrealen Ängste fordern uns zum offensiven Umgang mit ihnen heraus. Ihre Ursachen zu erkennen ist nicht immer leicht, denn sie liegen oft verborgen im Unterbewusstsein, wurden konsequent verdrängt oder wurzeln in der Kindheit. In schwerwiegenden Fällen ist eine erfolgreiche Ursachenforschung nur mittels Psychoanalyse bzw. Psychotherapie möglich.

Jeder von uns verfügt über das Rüstzeug, seine Ängste zu meistern. Wer sie jedoch verleugnet, lebt ab einem bestimmten Zeitpunkt nur noch unter ihrem Diktat.

ANGST IST KEIN SCHICKSAL

Jeder Mensch muss im Lauf seines Lebens lernen, kreativ mit seiner Angst umzugehen. Zunächst gilt es, zu seiner Angst zu stehen und über sie zu sprechen. Hier bieten Selbsthilfegruppen eine gute Möglichkeit des Austausches. Erkundigen Sie sich beim Gesundheitsamt Ihrer Gemeinde oder dem Gesundheitsreferat nach entsprechenden Initiativen oder Beratungsstellen. Jeder von uns hat das Rüstzeug, seiner Angst Herr zu werden, sofern er ehrlich zu sich selbst ist und sich ihr stellt. Wer seine Ängste hingegen verleugnet, ist ihnen zunehmend ausgeliefert und lebt ab einem bestimmten Zeitpunkt nur noch unter ihrem Diktat. Die Folgen sind psychosomatische Beschwerden, Depressionen und Neurosen.

Auslöser der Angst

Angst bewirkt nicht nur eine Reihe körperlicher Veränderungen, sondern kann auch das logische Denken so blockieren, dass wir uns völlig gelähmt und handlungsunfähig fühlen.

Angst entsteht immer, wenn der Mensch sich in die Enge getrieben oder bedrängt fühlt. Urplötzlich stellt sie sich ein und überschwemmt uns wie eine Woge. Als unmittelbare Folgen treten eine ganze Reihe seelischer und körperlich spürbarer Mechanismen und Anzeichen auf, die wir als höchst unangenehm und körperlich peinlich empfinden.

Verhaltensänderung in Angstsituationen

In einer typischen angstauslösenden Situation, etwa bei Dunkelheit, ändert sich unser Verhalten schlagartig.

- Wir werden unruhig, alle Muskeln sind angespannt, ein Gefühl der Enge um die Brust stellt sich ein, der Atem geht schneller.
- Im weiteren Verlauf können sich diese Symptome verstärken, und vielleicht geraten wir sogar in Panik.
- Wir können keinen klaren Gedanken mehr fassen, im Moment der akuten Angst oder Panikattacke ist logisches, folgerichtiges Denken nicht mehr möglich.
- Hilflos sind wir der Angst und der subjektiv empfundenen Gefahr ausgeliefert.

DAS WORT »ANGST«

Das Wort »Angst« ist ein lautmalerischer Begriff, der schon vom bloßen Klang her den bedrängten Zustand des angsterfüllten Menschen veranschaulicht. Das deutsche Wort »Angst« entwickelte sich aus dem griechischen Wort »agchein« (drosseln, würgen, ängstigen) und den lateinischen Wörtern »angere« (das Herz, die Kehle beklemmen), »angor« (Angst) und »anxietas« (Ängstlichkeit). Im Mittelhochdeutschen wurde daraus »angust« und schließlich »Angst«.

Ein Teufelskreis

Wer länger und öfter unter Angst- oder Panikzuständen leidet, erlebt die Attacken in einer fürchterlichen und unentrinnbaren Eigendynamik, der sich viele Betroffene durch Vermeidung oder Unterdrückung zu entziehen versuchen. Wird sie jedoch vor ihrem möglichen Auftreten zwanghaft unterdrückt, verstärkt dies die Angst um ein Vielfaches, weshalb der Betroffene seine Anstrengungen verdoppelt. Dieser Verlauf des Angsterlebens kostet viel Kraft und Energie und geht oft auf Kosten der körperlichen Gesundheit. Ein geschwächtes Immunsystem ist daher häufig die Folge von unbewältigten Ängsten.

Angst vor dem Leben

Problematisch wird das Angsterleben, wenn es sich zu Angststörungen ausweitet. In diesen Fällen wird die häufig wiederkehrende Angst allein schon dadurch verstärkt, dass man dem Leben allgemein ängstlicher begegnet. Ein ängstlicher Mensch entfernt sich durch sein dauerndes Vermeidungs- und Fluchtverhalten vom aktiven Leben und stagniert in seiner Entwicklung. Schließlich formt sich unsere Persönlichkeit zu einem Großteil aus den Erfahrungen, auf die wir uns bewusst oder unbewusst einlassen. Doch je intensiver man lebt, desto gefährlicher lebt man auch. Der ängstliche Mensch hat nicht nur Angst um sein Leben, er scheut sich vor dem Leben selbst. Warum?

Ein durch Angst ausgelöstes Vermeidungs- und Fluchtverhalten wirkt lebensentfremdend. Der Mensch stagniert in seiner Persönlichkeitsentwicklung, weil er sich den alltäglichen Herausforderungen nicht mehr stellt.

Natürliche und technisierte Umwelt

Angst hat immer etwas mit dem Gefühl der Lebensbedrohung zu tun. Doch das Wovor kann viele Gesichter haben. So durchzieht die Angst vor der belebten wie der unbelebten Natur mit ihren wilden Tieren und Naturkatastrophen wie Vulkanausbrüchen oder Orkanen die Geschichte des Menschen gleichsam als roter Faden. Aus religiöser Sicht kann man diese Bedrohungen auch als gottgegeben betrachten.

Andere Gefahren sind weder natur- noch gottgegeben, sie erwachsen dem Tun des Menschen selbst.

- Dazu gehören Maschinen, Autos, Flugzeuge oder chemische Substanzen, die Angst vor Unfällen einflößen.
- Andere Gefahrenpotenziale sind die neuen Medien wie die Computer- und Multimediatechnologie, die bei nicht wenigen die Angst vor Vereinsamung schüren.
- Auch das Ausgeliefertsein an unheimliche seelenlose Mächte gehört zu diesem Angstkomplex.
- Als bedrohlich empfunden wird heute besonders die Beeinträchtigung und Zerstörung unserer Umwelt und damit unseres naturgegebenen Lebensraumes.

Krankheiten und gesundheitsgefährdende Stoffe

Bestimmte körperliche Erkrankungen lösen Ängste aus oder verstärken sie. Diese wiederum können den gegenwärtigen Gesundheitszustand verschlechtern – ein Teufelskreis.

Ganz konkrete körperliche Ursachen können die Entstehung von Ängsten ebenfalls begünstigen.

- Erkrankungen wie Diabetes mellitus, Asthma bronchiale, Herz- und Gefäßerkrankungen und Funktionsstörungen der Schilddrüse haben große Ähnlichkeit mit Angstsymptomen. Bisweilen kann es zum Ausbruch dieser Krankheiten bei chronischen Angstzuständen kommen.
- Angstfördernd wirken außerdem der regelmäßige Genuss von Koffein und Alkohol oder der Konsum anderer Drogen.
- Die Nebenwirkungen bestimmter Arzneien, besonders anregender aber auch beruhigender Medikamente (z. B. gegen schlechtes Einschlafen), Mittel gegen Erkältung, zur Regulierung der Schilddrüsenhormone, des Blutdrucks, spezieller Präparate gegen Depressionen, von Lebensmitteln und anderen Stoffen, die direkt auf unser vegetatives Nervensystem wirken, erzeugen ebenso Angst. (Lesen Sie hierzu auch auf Seite 34 nach.)

Traumatische Erlebnisse

Auf traumatisch empfundene Erlebnisse folgt häufig die Entwicklung sogenannter posttraumatischer Störungen, die in den meisten Fällen noch stärker sind als Panikattacken. Zugrunde liegen meist hautnah erlebte Katastrophen, wie Krieg und Gewalt, Vergewaltigung, ein Unfall, eine schwere Operation, lebensbedrohliche Krankheiten, der Tod eines geliebten Menschen.

Aufgrund ihrer Intensität können die Erlebnisse meist nicht verarbeitet werden und setzen sich in Bildern fest, die den Betroffenen immer wieder befürchten lassen, ein ähnliches Ereignis könne sich wiederholen. Alle Selbstregulierungsmechanismen der Psyche scheinen hier außer Kraft gesetzt zu sein. Das Vertrauen in das Leben und die Welt ist bei diesen Menschen zutiefst erschüttert.

Traumatisch erlebte Ereignisse wie z. B. eine Vergewaltigung können sich seelisch verfestigen, so dass die Betroffene ständig befürchtet, ein ähnlicher Vorfall könne sich wiederholen. Ihr Vertrauen in die Welt ist zutiefst erschüttert.

ANZEICHEN POSTTRAUMATISCHER STÖRUNGEN

- Erhöhte Reizbarkeit und Aggressivität
- Konzentrationsschwierigkeiten
- Einschlafprobleme oder Durchschlafstörungen
- Übertriebene Vorsicht
- Starke körperliche Reaktionen auf Situationen, die mit der traumatischen Erfahrung in Zusammenhang stehen

Zudem löst jede Kleinigkeit, die an das traumatisch empfundene Ereignis erinnert, Angst aus, also auch Objekte, die an sich nicht belastet, sondern wertneutral sind. Menschen, die unter derartigen Störungen leiden, neigen häufig zu Vermeidungsverhalten und leugnen sogar Gedanken und Gefühle, die mit dem zugrunde liegenden Ereignis zusammenhängen, was wiederum zur Entfremdung von der Umwelt und zur Isolation führen kann.

Familienstrukturen

Andere Faktoren, die ein Angstklima begünstigen, sind im familiären Bereich zu finden. Wie die psychologische Praxis zeigt, haben Familienstrukturen nicht nur einen positiven Anteil an der kindlichen Persönlichkeitsentwicklung, sondern sie können im Gegenteil auch das Kind für Ängste anfällig machen.

Freiräume, die dem Kind ein Experimentierfeld eröffnen, wo es Fehler machen darf und sie aus eigenem Vermögen korrigieren kann, sind zur Entwicklung eines gesunden Selbstbewusstseins unabdingbar. Selbstbewusstsein aber ist der stärkste Panzer in Angstsituationen.

- Erlebt ein Kind seine Familie vorwiegend als beengend und entmündigend, ist ein reifes und selbstbewusstes Verhalten außerhalb dieses Gefüges für den späteren Erwachsenen kaum möglich.
- Dies gilt auch im umgekehrten Fall, wenn das Kind von ängstlichen Eltern überbehütet und verwöhnt wird: Dem Kind wird auf dem überschaubaren Feld der Familie eine heile Welt mit schier grenzenloser Freiheit vorgegaukelt.

Wenn das Kind in der Familie aber nicht gelernt hat, sich mit dem Leben selbstbestimmt auseinander zu setzen, wird es sich aus Unsicherheit und Ängstlichkeit als Erwachsener einen Partner suchen, der ihm wieder Vorschriften macht und es auf ähnliche Weise in seiner Selbstverwirklichung behindert; oder das Kind leidet im zweiten Fall unter der übergroßen Erwartungshaltung der schützenden, aber dadurch auch sehr dominanten Eltern, misst diese am eigenen Verhalten und erlebt sich im Zweifelsfall als unfähig und unterlegen: Der Nährboden für die Angst ist gelegt.

Partnerkonstellationen

In den soeben erwähnten Erfahrungen keimt bereits eine andere Art der Angst: Furcht vor Bindungen und Beziehungen sind das Ergebnis eines Mangels an Selbständigkeit, die man in einer Beziehung mit einer anderen Person als nicht lebbar erfährt. Ein ängstlicher Mensch wird sich, wie wir gesehen haben, einen Partner suchen, mit dem er seine Angst weiterleben kann, ohne sie zu bewältigen. Erst wenn er seiner Angst nicht mehr ausweicht, sondern sich mit ihr auseinander setzt – eventuell auch in einer Partner- oder Familientherapie –, wird er mit der Zeit feststellen, dass seine Sicherheit mit zunehmendem Selbstbewusstsein wächst.

Fehler und Fehlentwicklungen in der Erziehung des Kindes sind für die Ausprägung eines ängstlichen Persönlichkeitsprofils entscheidend verantwortlich.

DIE ENTWICKLUNG ZUR ÄNGSTLICHEN PERSÖNLICHKEIT

Die prägenden Kindheitserfahrungen ängstlicher Menschen:

- Kindesmisshandlung (körperlicher, seelischer und sexueller Missbrauch, grausame und unangemessene Strafen, Vernachlässigung in der Grundversorgung und in emotionaler Hinsicht)
- Alkoholismus der Eltern
- Eltern oder Elternteil mit Hang zum Perfektionismus
- Rigider Werte- oder Normenkanon
- Starre Familienregeln
- Überbetonung von Äußerlichkeiten (»den Schein wahren«, besser sein als andere Familien, das Gefühl der eigenen Wertlosigkeit innerhalb der eigenen Familie)
- Überbehütung und übertriebene Fürsorge durch die Bezugspersonen
- Unterdrückung und Verleugnung von Gefühlen (dazu gehören auch die Wahrung von sogenannten Familiengeheimnissen oder »Familienschande«)
- Zuwendung, die dem Kind nur nach persönlichen Leistungen gewährt wird
- Keine Gespräche über die körperlich-seelische Entwicklung und körperliche Vorgänge
- Trennungs- und Verlassenheitsangst (siehe Seite 100)
- Überforderung durch Rollenwechsel (Kind muss Rolle eines älteren Geschwisters oder eines Elternteils übernehmen)

Gesellschaftliche Dissoziation

Ein anderer Problemkreis im Zusammenhang mit zwischenmenschlichen Beziehungen und Ängsten erschließt sich aus dem gesellschaftlichen Trend zur Individualisierung in der Gesellschaft, ablesbar an der Bevölkerungsstruktur in deutschen Großstädten, in denen man von Jahr zu Jahr mehr Single-Haushalte zählt. Gerade den – zumeist besser verdienenden – Singles wird gern ein starkes Selbstbewusstsein nachgesagt, das aus einem auf beruflichen Erfolg ausgerichteten Leben resultiere. Dies entspricht auch der Hinwendung dieser extremen Individualisten zum unbeschwerten Egoismus, der Hingabe an materielle Werte und dem Genuss eines hohen Maßes an persönlicher Freiheit.

Viele Menschen fürchten offenbar nichts mehr, als mit der Macht des Gefühls – der Hinwendung zum Du – unterzugehen. Aus der Not wird dann eine Tugend und die Vereinzelung zwangsläufig zum Ideal erhoben.

Single-Dasein – Angst in neuem Gewand

Hinter dieser Lebenshaltung versteckt sich die Angst in einem neuen Gewand. Unentwegt beherrscht sie den Menschen mit Zweifeln, bei einem anderen Verhalten oder einer anderen

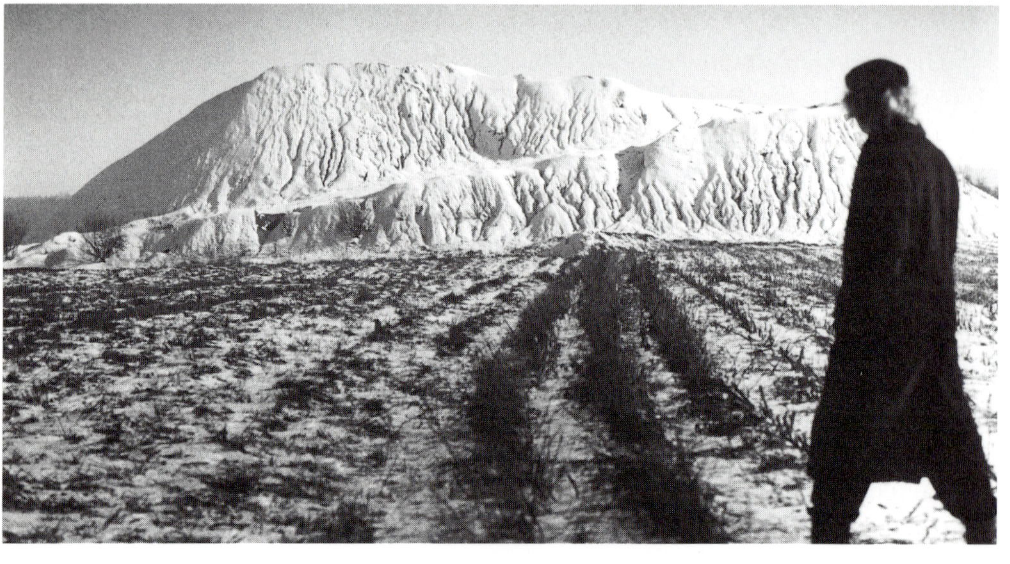

Lebensform nicht mehr auf dem »Markt« mithalten und sich nicht optimal »verkaufen« zu können. Der bekannte Psychoanalytiker und Publizist Horst-Eberhard Richter bezeichnet die gesellschaftliche Tendenz, die hinter diesem Angstphänomen steht, als Kultur des Individualismus mit ihrem »superelastischen Mehrzweckmenschen«. Die Trennungsangst hat innerhalb unserer Kultur einfach die Ebene gewechselt.

Die Zahl der Single-Haushalte wächst in den Industrieländern unaufhaltsam: Bundesweit sind mittlerweile mehr als ein Drittel aller Privathaushalte Single-Haushalte. Doch oft versteckt sich hinter dem Single-Dasein die Scheu, sich kompromissbereit auf einen Partner einzulassen.

Angst – Spiegel der Persönlichkeit

Jeder Mensch hat eine andere Konstitution, reagiert unterschiedlich auf bedrohliche Situationen und geht auf je eigene Weise mit seiner Angst um. Die Erziehung und das gesellschaftliche Umfeld haben dabei einen besonders starken Einfluss auf das individuelle Angstverhalten.

Ängste sind individuell verschieden

Keine subjektiv empfundene Angst gleicht der eines anderen Menschen. Jeder hat die für ihn selbst typischen und für seine Person einmaligen Ängste. Sie sind Spiegel unserer Persönlichkeit.

- Die Angst zeigt uns im Wissen um unsere Endlichkeit unser ureigenes Wesen und unsere seelische Grundverfassung auf.
- Unsere Angst zeigt, wie wir geistig-seelisch gestimmt und gewappnet sind. Sie vermittelt uns ein unverfälschtes Bild davon, wie es um unsere Sicherheit und Eigenständigkeit bestellt ist, und hält uns den Spiegel unserer Abhängigkeiten vor.
- Die Angst stellt uns vor Aufgaben, die unerledigt in unserem Unterbewusstsein schlummern und immer die Entwicklung unseres Selbst betreffen; sie konfrontiert uns immer mit den Seiten von uns, die wir nicht wahrhaben wollen und nicht zu dem Selbstbild, das wir von uns haben, passen mögen.

Die Beantwortung der nebenstehenden Fragen ermöglicht Ihnen eine realistische Einschätzung Ihres Selbstbewusstseins und Ihrer Fähigkeit, mit Ängsten angemessen umzugehen.

CHECKLISTE: UMGANG MIT DER ANGST

Wenn Sie häufig unter bestimmten Angstzuständen oder Phobien leiden, versuchen Sie so ehrlich wie möglich die folgenden Fragen zu beantworten. Sie berühren ganz konkret Ihr Selbstbewusstsein, Ihre Selbstsicherheit und Ihre »Hinfälligkeit zum Tode«. Sie werden feststellen, dass man sie nicht ohne weiteres mit Ja oder Nein beantworten kann:

1. Wie groß ist Ihr individueller Handlungsspielraum im Moment der Angst?
2. Haben Sie noch das Gefühl, dass Sie fähig sind zu handeln, oder fühlen Sie sich völlig gelähmt?
3. Fühlen Sie sich Ihren Angstsituationen immer hilflos ausgeliefert?
4. Wie ist es ganz allgemein um Ihre Fähigkeit bestellt, bedrohlich Erscheinendes im Leben zu bewältigen?
5. Sind Sie fähig, eine Bedrohung, die Sie als Gefährdung des Lebens empfinden, anzunehmen und sich ihr zu stellen?
6. Sind Sie in der Lage, sich mit Ihrem Tod auseinander zu setzen, oder macht Ihnen bereits der bloße Gedanke Angst?

Die ängstliche Persönlichkeit

Sogenannte ängstliche Persönlichkeiten sind anhand bestimmter Merkmale charakterisierbar, die sich bei einer ganzen Reihe von Angstpatienten finden lassen: Kompetenz und Zuverlässigkeit, Hang zu Perfektionismus, Bedürfnis nach Anerkennung und ein innerer »Kontrolldämon« sind die auffälligsten. Versuchen Sie beim Lesen, ehrlich mit sich selbst zu sein, und überlegen Sie, inwieweit das ein oder andere Merkmal auf Sie persönlich zutrifft. Je stärker diese Merkmale ausgeprägt sind und Ihr Handeln bestimmen, desto entschiedener sollten Sie sich mit Ihrer Angst auseinander setzen.

ÄNGSTLICHKEIT

* Jeder Mensch unterliegt einem für ihn charakteristischen Grad an Ängstlichkeit. Man spricht dabei von einer Grundängstlichkeit, die die Bereitschaft des Menschen zum Angstempfinden umschreibt. Menschen mit einer hohen Grundängstlichkeit leiden häufig unter Aggressionshemmungen, das heißt, sie haben Schwierigkeiten, nein zu sagen, sich zu wehren, aber auch sich für oder gegen etwas zu entscheiden.
* Die Entstehung von Ängstlichkeit hängt wesentlich mit der Erziehung eines Menschen zusammen. Da sie in einem längeren Prozess erlernt wird, dauert es auch entsprechend lange, sie abzulegen oder sie nicht mehr als belastend zu empfinden.
* Ängstlichkeit bezieht sich immer auf bestimmte Situationen, die man als besonders bedrohlich erlebt: Angst vor Autoritätspersonen, Angst vor Spinnen, Angst vor Ehekrach, Angst vor dem Fliegen, Angst vor bestimmten Schulfächern oder Sportarten. Je höher die Grundängstlichkeit ist, desto bedrohlicher werden auch akute Angsterlebnisse, wie ein Verlust, eine Trennung, eine Operation, eine Prüfung oder eine Bewerbung, empfunden.

Jeder Mensch unterliegt einem individuellen Grad an Ängstlichkeit, einer gewissen Grundängstlichkeit. Je stärker diese ausgeprägt ist, desto anfälliger ist er für akute Angsterlebnisse.

Kompetenz und Zuverlässigkeit

Ängstliche Persönlichkeiten erscheinen oft als kompetent, fähig und zuverlässig. Sie übernehmen schwierige Aufgaben bereitwillig und erledigen sie meist erfolgreich – zum einen deshalb, weil sie besonders kreativ sind, was sich u. a. darin zeigt, dass sie sich Angstsituationen äußerst lebhaft ausmalen können, zum anderen, weil sie einen extrem hohen Anspruch an sich selbst stellen, einen höheren als an ihre Mitmenschen.

Da ängstliche Persönlichkeiten unter einem Mangel an Selbstbewusstsein leiden, sind sie stark auf die Bestätigung durch andere Menschen angewiesen. Anerkennung versuchen sie nicht zuletzt durch einen ausgeprägten Perfektionismus zu erreichen.

Perfektionismus und Bedürfnis nach Bestätigung

Ängstliche Persönlichkeiten neigen oft zu Entweder-oder-Entscheidungen: Alles muss auf eine ganz bestimmte Weise erledigt werden oder darf überhaupt nicht getan werden. Zu diesem rigiden Denken gesellt sich häufig ein Hang zum Perfektionismus, dem seinerseits ein übermäßiges Bedürfnis nach Bestätigung durch andere zugrunde liegt. Dieses wiederum wurzelt darin, dass diese Menschen sich selbst für weniger wert halten als andere. Sie werden beherrscht von der Angst, zurückgewiesen zu werden, können selten nein sagen, wenn es um die Belange anderer geht, und fühlen sich häufig für die Angelegenheiten von Freunden und Verwandten verantwortlich.

Selbstbeherrschung und Kontrolle anderer

Ängstliche Persönlichkeiten versuchen auf übertriebene Weise, sich zu beherrschen, und treten nach außen hin möglichst ruhig und besonnen auf. »Negative« Gefühle wie Stolz oder Wut werden unterdrückt. Veränderungen und Ungewissheiten bringen sie aus dem Gleichgewicht, und sie haben die Tendenz, andere Menschen in ihrem Umfeld kontrollieren zu wollen. Dahinter steht nicht die Absicht zu verletzen, sondern die Angst davor, die Kontrolle über andere zu verlieren. Eigene körperliche Bedürfnisse ignorieren sie insofern, als sie ihren Körper als Leistungsmaschine ansehen. Schmerzen, Müdigkeit und Ruhebedürfnis werden meist als bedeutungslos abgetan.

Angst als Lebenschance

Ihre Angst ist eine Aufforderung an Sie, Innenschau zu halten. Denn nicht die Angst ist das Problem, sondern andere Prozesse, die mit Ihrer Persönlichkeitsentwicklung zusammenhängen. Sehen Sie deshalb Ihre Angst als eine Chance, sich an die Aufgabe Ihres Lebens zu machen.

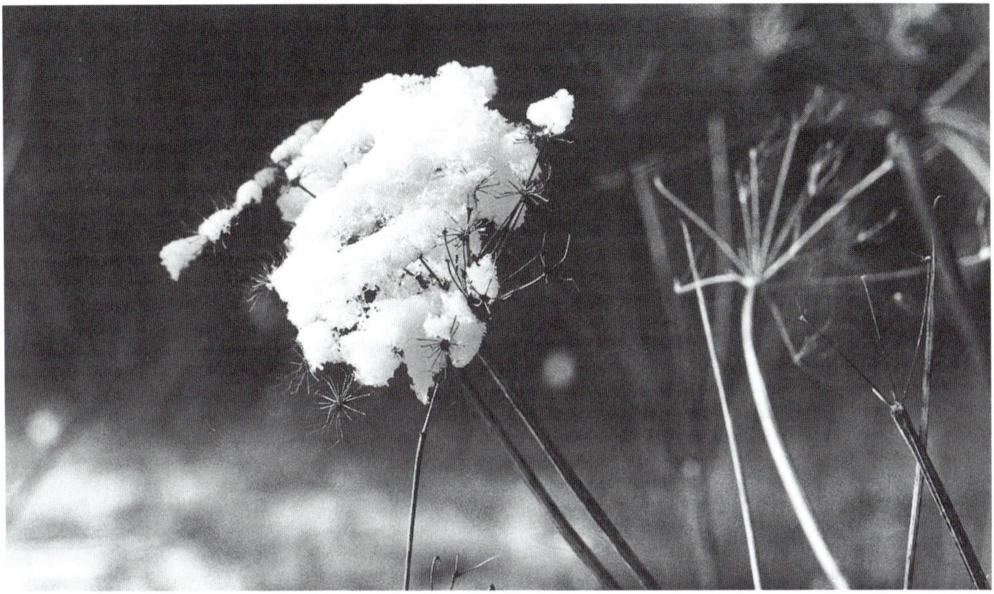

Aus dem Würgegriff der Angst müssen wir uns befreien, bevor sie uns erstarren lässt und uns kalt und reaktionsunfähig macht.

✳ Wenn Sie erkennen, wovor Sie eigentlich Angst haben, werden Sie auch die Bewältigungsmuster in Ihrem Inneren finden, die jedem von uns zur Verfügung stehen: Sie warten nur darauf, genutzt und in Ihr Leben integriert zu werden.

✳ Ihre Angst zeigt Ihnen somit nicht nur Ihre seelisch noch nicht bewältigten Aufgaben, sondern auch Ihre bisher ungelebten Möglichkeiten an und fordert Sie auf, diese endlich zu ergreifen. Sich mit diesen Möglichkeiten anzufreunden und sie auch bewusst einzusetzen, das mag einige Zeit dauern und kann sehr schmerzhaft sein, denn Sie werden bisweilen mit unangenehmen Wahrheiten konfrontiert.

✳ Sollten Sie bei Ihrer Selbstanalyse oder im Gespräch nicht weiterkommen, ziehen Sie – wie auch im Fall von ausgeprägten Ängsten – einen Therapeuten Ihres Vertrauens zurate. Das Sprechen über die Angst und die fachkundige Analyse sind die wichtigsten und wirksamsten Schritte zur Findung von Bewältigungsstrategien.

Angst weist immer auf seelisch nicht bewältigte Aufgaben hin. Sie fordert uns auf, bisher nicht gelebte Möglichkeiten wahrzunehmen und brachliegende Fähigkeiten zu kultivieren.

Das körperliche Angsterleben

Angst ist in erster Linie ein körperliches Erlebnis. Geist und Seele sind eher indirekt betroffen. Während einer Angst- oder Panikattacke ist das menschliche Nervensystem aufs äußerste erregt. Es alarmiert den Körper angesichts einer als bedrohlich wahrgenommenen Situation, sich auf Kampf oder Flucht einzustellen.

Alarmzeichen

Der sogenannte Angsttunnel, die Verengung der Wahrnehmung, ist ein entscheidender Faktor, warum wir in Angstsituationen unsere Reaktionen nicht mehr kontrollieren können und uns als Spielball fremder Mächte fühlen.

Hier vorab in Kürze die wichtigsten Alarmzeichen, bevor wir im Abschnitt »Die Rolle des vegetativen Nervensystems« (siehe Seite 31) näher darauf eingehen.

- Da wir unter Stress stehen, kommt es im Organismus zur erhöhten Ausschüttung des Stresshormons Adrenalin.
- Dies macht sich in einer Weitung der Pupillen, dem Anstieg des Blutdrucks und des Pulses bemerkbar.
- Der Mund wird trocken, während der Körper gleichzeitig stark ins Schwitzen gerät.
- Alle Muskeln im Körper sind angespannt.
- Man atmet flacher und rascher.
- Unter Umständen stellt sich ein Gefühl der Übelkeit ein, das sich bis hin zu Harndrang, Durchfall oder Erbrechen steigern kann.
- Die Perspektive der Wahrnehmung verengt sich – man spricht von einem sogenannten Angsttunnel –, so dass es unmöglich ist, noch etwas anderes zu hören, zu sehen oder zu spüren. Stattdessen fühlt man sich wie ferngesteuert.

Diese »typischen« Erscheinungen versetzen den Körper in Bereitschaft, mit der Gefahrensituation umzugehen. Dennoch gleicht kein Mensch in seinen körperlichen – und seelischen – Reaktionen dem anderen. Dies ist besonders bei einer Selbstdiagnose von Ängsten oder Panikattacken bzw. bei der Selbstbehandlung zu berücksichtigen.

»ANGST« IM SPRACHGEBRAUCH

Im Sprachgebrauch haben die körperlichen Erscheinungsbilder der Angst vielfältigen Ausdruck gefunden. Man schwitzt vor Angst, und es läuft einem heiß und kalt den Rücken herunter. Vor Angst kann man auch (zur Salzsäule) erstarren. Heulen und Zähneklappern begleiten ebenso die Angst wie einem vor Schreck der Bissen im Halse stecken oder das Herz stehen bleibt, der Angstschweiß ausbricht, die Haare zu Berge stehen oder es den Magen zuschnürt.

Regelmäßig wiederkehrende Ängste können weitreichende körperliche Symptome heraufbeschwören: Brustbeklemmung, Zittern, Schwindelanfälle, sexuelle und psychosomatische Störungen sind die verbreitetsten Beschwerden.

Beschwerden bei Angst- und Panikattacken

Menschen, die öfter Angst- oder Panikattacken ausgesetzt sind, sind leicht reizbar, leiden oft unter Schlafstörungen, reagieren übertrieben schreckhaft und haben Konzentrationsschwierigkeiten. Häufige Ängste können für weiter reichende körperliche Erscheinungen verantwortlich sein, wie für gelegentlich oder regelmäßig auftretende Herzschmerzen, Zittern und Schwindelanfälle, sexuelle Störungen wie Impotenz oder Frigidität und andere psychosomatische Beschwerdebilder. (Lesen Sie hierzu »Angstbedingte Krankheiten« Seite 48ff.)

Die Rolle des vegetativen Nervensystems

Verantwortlich für die körperlichen Vorgänge während einer Angst- oder Panikattacke ist das Nervensystem. Dieses hochkomplizierte System stellt die Verbindung zwischen unserem Ich und der Außenwelt dar. Denn erst durch unser Nervensystem werden wir zu fühlenden Wesen. Die Hauptaufgaben des Nervensystems bestehen in der Wahrnehmung und entsprechenden Reaktion auf das Wahrgenommene. So melden die Sinnesorgane über die Nerven Erregungen ans Gehirn, welches dann Nervenimpulse an die Muskeln weiterleitet.

Die nebenstehende Aufzählung gibt Ihnen Aufschluss über die wichtigsten Symptome bei Ängsten und Panikattacken.

TYPISCHE KÖRPERLICHE ANGSTSYMPTOME

- Benommenheit und Schwindelgefühle
- Feuchtkalte oder schwitzende Hände
- Trockener Mund, Schluckbeschwerden
- Gebeugte oder starre Körperhaltung
- Weit aufgerissene Augen
- Stotternde oder leise Stimme
- Zusammenhangloses Sprechen
- Atemlosigkeit und Brustschmerzen
- Muskelschmerzen und Zittern
- Ruhelosigkeit und Erschöpfung
- Bauchschmerzen, Übelkeit, Beschleunigung der Darmtätigkeit und Durchfall
- Häufiges Wasserlassen
- Übermäßiges Schwitzen oder Zittern
- Gesträubte Haare

KÖRPERLICHE SYMPTOME VON PANIKATTACKEN

- Übelkeit oder Bauchschmerzen
- Hitzewallungen oder Frösteln
- Gleichgewichtsstörungen, Schwindel oder Ohnmachtsgefühle
- Atemnot oder Erstickungsangst
- Taubheitsgefühl oder Kribbeln in Zehen, Fingern oder Lippen
- Brustschmerzen
- Würgen oder Schluckbeschwerden
- Probleme mit der Realitätswahrnehmung
- Herzjagen
- Angst, die Selbstbeherrschung zu verlieren oder verrückt zu werden
- Angst vor schwerer Krankheit oder dem Tod

Sympathikus und Parasympathikus

Die körperlichen Vorgänge während eines Angsterlebnisses werden durch einen besonderen Teil des Nervensystems gesteuert, der weitgehend unabhängig vom übrigen System arbeitet und unserem bewussten Willen entzogen ist. Das sogenannte vegetative Nervensystem – auch als autonomes Nervensystem bezeichnet – besteht aus den Nerven Sympathikus und Parasympathikus und sorgt für die Aufrechterhaltung der organischen Grundfunktionen.

- Der Sympathikus regt den Kreislauf an, hemmt die Verdauungsfunktionen und reguliert bei einer Angstattacke die Kampf- oder Fluchtreaktion des Menschen.
- Der Parasympathikus regt das Magen-Darm-System und die Drüsentätigkeit an. Er ist verantwortlich für das körperliche Wachstum, das entspannte Atmen, die Erholung und Regeneration des Körpers.

Ausschüttung von Hormonen

In Stress- und Angstsituationen arbeitet der Sympathikus daher auf Hochtouren. Gleichzeitig wird das Stresshormon Adrenalin ausgeschüttet, das über die Nebennierenrinde produziert wird und gefäßverengend wirkt. Es sorgt dafür, dass der Blutzuckerspiegel steigt. Das Herz beginnt stärker zu arbeiten, die Atmung wird angeregt, und die Durchblutung der Muskeln, die für die Flucht- oder Kampfbewegung plötzlich gebraucht werden, erhöht sich.

Ein weiteres Hormon, Kortisol, das nun in die Blutbahn geleitet wird, regt den Stoffwechsel und damit die Verdauung an. Das Blut, das im »Normalzustand« die Haut und den Magen durchfließt, sammelt sich jetzt vermehrt in den Muskeln, der Teint wird blass, und unter Umständen stellt sich Übelkeit ein. Der Körper ist bereit, sich der außergewöhnlichen Gefahrensituation zu stellen.

In Angst- und Gefahrensituationen werden die stimulierenden Hormone Adrenalin und Kortisol ausgeschüttet, um den Körper auf die veränderten Umstände optimal einzustellen.

Sieht man von den erblichen Faktoren ab, die unser vegetatives Nervensystem prädisponieren, können wir durch die Gestaltung unserer Lebensweise in vielfältiger Weise dazu beitragen, uns körperlich und seelisch gegen Ängste zu schützen.

Faktoren, die das vegetative Nervensystem beeinflussen

Wie unser vegetatives Nervensystem arbeitet, ist zum Teil erblich bedingt. Es gibt Menschen, die ein besonders empfindliches Nervensystem haben, das sie anfälliger macht für Angst- oder Panikattacken und nervöse Beschwerden. Sie reagieren entsprechend empfindlich auf Stresssituationen, mit denen andere Menschen in kürzerer Zeit fertig werden.

Andere Faktoren, die unser vegetatives Nervensystem im Hinblick auf die Entstehung und Entwicklung von Angst oder Panik beeinflussen, werden im Folgenden genannt.

- **Lebensweise.** Zu wenig frische Luft und Bewegung sowie die Missachtung des natürlichen Biorhythmus (zu viel Nachtarbeit oder zu lange in den Tag hineinschlafen) begünstigen Angstzustände.
- **Ernährung.** Zu eiweiß- oder zu fetthaltige Nahrungsmittel sowie ein Mangel an Gemüse und Obst können Unverträglichkeiten (Allergien) und Angstzustände auslösen.
- **Raffinierter Zucker.** Der Antinährstoff greift auf die Vitaminvorräte im Körper zurück, um verarbeitet werden zu können. Bei Personen, deren Vitaminvorräte erschöpft sind, kann dies zu Panikattacken führen. Zudem kann er Hypoglykämie (Unterzucker) verursachen, wobei gleichzeitig der Milchsäurespiegel erhöht und der Kalziumspiegel gesenkt wird – beides biologische Ursachen für die Entstehung von Angstattacken.
- **Zu viel natürliche Kohlenhydrate.** Personen, die übermäßig viel Obst oder Honig zu sich nehmen, fördern damit bei entsprechender Veranlagung die Entstehung von Angstzuständen.
- **Alkohol.** Dieser reagiert im Körper wie Zucker. Daher ist es besonders wichtig, auf einen gesunden Vitamin- und Mineralstoffvorrat im Körper zu achten. Zwar meinen viele, mit Alkohol ihre Angst betäuben zu können; trotzdem kann sie

nach einer kurzen Phase der Beschwichtigung umso schrecklicher zurückkehren.

✳ **Koffein** (in Kaffee, Cola oder Tee). Schon vier Tassen koffeinhaltiger Kaffee am Tag reichen aus, um bei Menschen, die zu Panikzuständen neigen, starke Angstgefühle auszulösen.

✳ **Medikamente und Drogen.** Kokain und weiche Drogen, Schlaf-, Aufputsch- oder Schmerzmittel sowie andere Medikamente, die über längere Zeiträume eingenommen werden, wie die Antibabypille oder Mittel gegen Arthritis, entziehen dem Körper Vitamine und Mineralstoffe und erhöhen dadurch die Anfälligkeit für Angstzustände.

Um die Anfälligkeit für Ängste zu reduzieren, sollten Sie vor allem die Zufuhr von Nahrungsmitteln und Substanzen vermeiden, die dem Körper wertvolle Biostoffe entziehen.

✳ **Hormonelles Ungleichgewicht.** Veränderungen im Sexualhormonspiegel können Panikattacken auslösen, wie bei Patientinnen beobachtet wurde, deren Eierstöcke oder Gebärmutter entfernt wurde. Auch die Hormonumstellung nach einer Entbindung und die Veränderung des Progesteronspiegels bei Frauen während der prämenstruellen Phase können Panikanfälle verursachen.

✳ **Dauerstress.** Wenn der Körper infolge von häufigem Stress und zu starker Belastung überreagiert, kann er mit Ängsten nicht mehr fertig werden. Der Mensch wird insgesamt reizbarer, aber auch anfälliger für Infektionskrankheiten, verspannte Muskeln, Magen-, Kopf- und Brustschmerzen.

✳ **Sport und Bewegung.** Bei anfälligen Menschen kann ein Zuviel an sportlicher Betätigung wegen des damit verbundenen erhöhten Milchsäurespiegels Angst- oder Panikattacken auslösen. Umgekehrt gibt es aber auch Panikpatienten, die den Sport als angstdämpfend erleben.

✳ **Umweltchemikalien.** Manche Menschen reagieren auf Umweltchemikalien (Nikotin, Alkohol, Lebensmittelzusatzstoffe, Formaldehyd und andere Stoffe in Pflanzenschutzmitteln, Waschmitteln, Dünger, Kosmetika oder Haushaltschemikalien) überempfindlich und mit Angst- oder Panikzuständen.

- **Licht.** Fluoreszierendes Licht verstärkt bei vielen Menschen, die unter Agoraphobie (Angst vor freien Plätzen) leiden, die Angst.
- **Traumatische Erlebnisse** (Unfall, Todesfall) **und Schocks.** Sie können in Schlüsselsituationen Angst auslösen.
- **Körperliche Krankheiten.** Bestimmte Krankheiten, wie z. B. Viruserkrankungen, können das seelische Klima für Angstzustände schaffen.
- **Seelische Haltung.** Eine zerstörerische Grundeinstellung sich selbst und der Welt gegenüber öffnet Ängsten Tür und Tor.
- **Probleme in Beruf, Partnerschaft oder Familie.** Der Verlust des Arbeitsplatzes, die Trennung vom Partner, Probleme mit den Eltern oder Kindern sind häufig mit Ängsten verbunden.

Richtige Ernährung und ein Lebensstil, der auf körperlich-seelische Ausgeglichenheit abzielt, unterstützen wesentlich die »Psychotechniken« der Angstbewältigung (siehe Seite 62ff.).

Die verschiedenen Strategien zur Bewältigung der Angst beziehen obige Punkte mit ein, da auf eine Analyse der Lebensumstände, denen sich der ängstliche Mensch aussetzt, nicht verzichtet werden kann.

So beinhalten die Maßnahmen zur Beeinflussung des vegetativen Nervensystems, das für unsere körperlichen Angstreaktionen zuständig ist, ein ganzes Paket. Dazu gehört die Ernährungsweise genauso wie das Ziel der körperlich-seelischen Ausgeglichenheit.

Formen der Angst

Vorstufen

Vorstufen der Angst sind die Schüchternheit und die Sorge oder die Besorgtheit. Während die Schüchternheit Ausdruck einer Angst vor sozialer Nähe mit anderen Menschen ist, bezieht sich die Sorge immer auf Zukünftiges bzw. auf erahnte oder mögliche Gefahren.

✳ Schüchternheit ist insofern ein sehr sinnvoller Mechanismus, als sie vor den schädlichen Einflüssen anderer Menschen schützen kann.

✳ Sorge und Besorgtheit führen dazu, dass Menschen versuchen, ihre Zukunft zu planen, um Gefahren zu vermeiden, oder sich um ihre Gesundheit kümmern, um Krankheiten vorzubeugen. In der Form der Besorgnis weist uns die Angst auch die Hinwendung zu anderen Menschen an. Die Sorge ist deshalb eine eher positiv zu bewertende Spielart der Angst, die auch nicht von denselben körperlichen Begleiterscheinungen geprägt ist wie andere Formen.

Von der Sorge zur Angst

Die Sorge kann relativ leicht unterdrückt und verdrängt werden, sie kann aber ebenso gut umschlagen in eine stärkere Form der Angst, z. B. wenn man um seinen Gesundheitszustand zunächst besorgt war, sich in diese Sorge aber so hineingesteigert hat, dass man vor Angst kaum mehr fähig ist, einen Arzt aufzusuchen.

Die Sorge hat – sofern sie nicht zur quälenden Belastung wird – auch eine positive Seite: Sie ist ein Zeichen der Hinwendung zum Mitmenschen.

Diese Form der Angst lässt sich nicht mehr so leicht verdrängen, und der Körper reagiert mit den entsprechenden Alarmzeichen; doch sie gibt dem Menschen in der Regel noch genügend Freiraum, um sinnvoll zu handeln. Wir werden sogar gedrängt, auf irgendeine Weise zu reagieren, die der Situation angemessen ist, durch Angriff oder Flucht.

✳ Sorge und Angst haben beide positiven Warncharakter. Bei der Angst kommt das negative Moment der Belastung und der momentanen Verwirrung hinzu. Doch hält sich beides noch die Waage.

Konkrete Befürchtungen

Es gibt Ängste oder Befürchtungen, die wir bewusst mit bestimmten Erlebnissen verbinden. Diese können wir relativ problemlos selbst behandeln. Solange wir in der Lage sind, eine angstauslösende Situation zu analysieren und sie zu verstehen, können wir sie auch aus eigenem Vermögen meistern. Schwieriger wird es bei konkreten Befürchtungen, die im Zusammenhang mit organischen Erkrankungen stehen. Ein Mensch, der unheilbar an Krebs oder AIDS erkrankt ist, fürchtet zu Recht um sein Leben. Mit dieser Art Angst richtig umzugehen, kann nur das einfühlsame Gespräch helfen, am besten mit einem Therapeuten oder Betroffenen, die bestimmte Bewältigungsstrategien entwickelt haben, um den weiteren Krankheitsverlauf nicht durch seelische Belastung noch zu verschlimmern.

DIE DREI KOMPONENTEN DER ANGST

- Der körperliche Anteil: beispielsweise Herzrasen, Schwitzen, Verspannen der Muskeln
- Der gedankliche und gefühlsmäßige Anteil: beispielsweise die Furcht davor, die Kontrolle über eine Situation zu verlieren oder zu sterben
- Der Verhaltensanteil: beispielsweise aus einer Angstsituation flüchten, ihr durch aktives Handeln entgegentreten oder sie von vornherein meiden

Angst und Wut

Angst und Wut sind in teils hoch komplizierter Weise miteinander verknüpft. Oft stellt sich Wut als offensive Kehrseite der Angst dar.

Wut äußert sich auf ähnliche Art und Weise wie die Angst. Wut ist zwar keine spezielle Form der Angst, doch besteht ein enger psychodynamischer Zusammenhang zwischen beiden. Auch Wut wird durch eine als bedrohlich empfundene Situation erzeugt. Nur will sich die Wut der Bedrohung stellen und sie beseitigen, während die Angst uns lähmt oder zur Flucht veranlasst. Ein wütender Mensch wird blass, beginnt zu zittern, und seine Haare sträuben sich. Diese körperlichen Symptome sind zugleich Angstgebärde und Zeichen von Schwäche, können aber auch dem Gegenüber Respekt einflößen und somit ein Zeichen von Stärke sein.

Wut – vielfach verpönt

Leider ist »Wut« in unserer Gesellschaft auch heute noch ein weitgehend negativ besetzter Begriff. Dies hat vor allem mit einem auf Effektivität, Stromlinienförmigkeit und Pflegeleichtigkeit abzielenden »idealen« Menschentypus zu tun: Der Mensch soll – vor allem in der Arbeitswelt – funktionieren, ohne zu murren und aufzubegehren seine Aufgaben erledigen. Zudem gilt »Coolsein« als Stärkebeweis schlechthin, während (öffentliche) Gefühlsäußerungen – und somit auch Wut – gern als Schwäche im Sinn eines unangenehm berührenden Outings missbilligt werden. Dass diese Sicht – besonders unter dem Gesichtspunkt der Psychohygiene – einseitig ist, wird im Folgenden verdeutlicht.

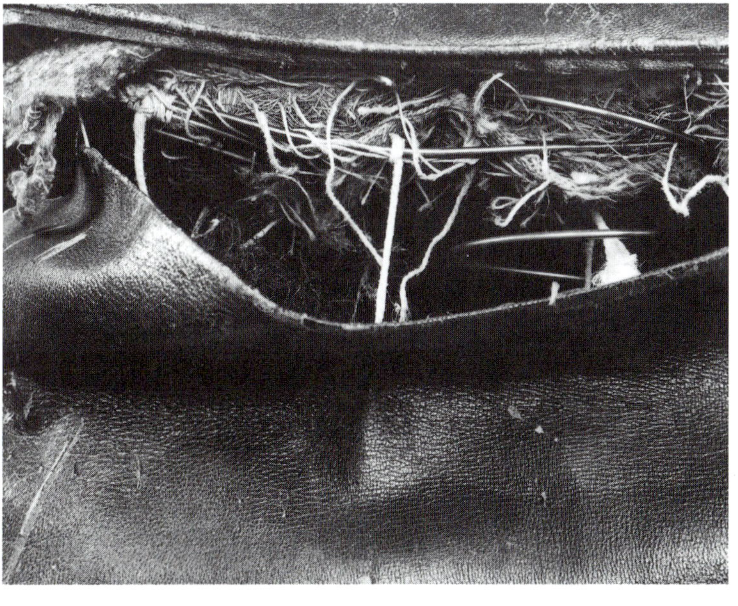

Wenn Angst und Ohnmacht sich in Wut verkehren, kann der Wunsch nach Zerstörung zum Ventil der brodelnden Gefühle werden.

Der Begriff »Wut« ist in unserer Gesellschaft immer noch meist negativ besetzt. Doch Wut kann auch eine positive Initialzündung sein, mit deren Hilfe man Handlungsspielraum und Wirklichkeitskontrolle zurückgewinnt.

Konstruktive Ausdrucksformen der Wut

Wut kann allerdings auch hinter einer überlegten und konstruktiven Handlung stecken, etwa wenn Sie eine Person bitten, etwas zu unterlassen, was Sie ärgerlich macht. Mit dieser »leichten« Form der Wut schützen wir uns, ziehen wir Grenzen, wo wir sie als notwendig empfinden. Bei »leichten« Ängsten kann es ausgesprochen nützlich sein, diese in Wut umzuwandeln, um handeln zu können. Die Wut spornt dann an, sich der Situation zu stellen, und befreit von lähmendem Druck. Sie ist also »kreativ« und konstruktiv. Ob wir stärker zu Angst oder zu Wut tendieren, hängt nicht zuletzt davon ab, wie wir bestimmte als bedrohlich wahrgenommene Situationen einschätzen: Erscheint uns eine Situation nicht mehr kontrollierbar, reagieren wir ängstlich; meinen wir jedoch, die Situation kontrollieren zu können, entsteht Wut.

Destruktive Ausdrucksformen der Wut

Wut wird meist mit unbeherrschter Aggression gleichgesetzt, wenn der Mensch nicht mehr fähig ist, logisch zu denken – doch ist dies nur ihre höchste Steigerungsform.

- Wut kann sich zeigen in verbalen Attacken, verletzenden Bemerkungen und triefendem Spott, Beleidigtsein, aggressivem Schweigen, aggressionsgeladenen Fantasievorstellungen oder tatsächlichen physischen Gewalttätigkeiten.
- Man kann seine Wut aber auch unterdrücken, also so tun, als ob man nicht wütend wäre, oder sie verdrängen, das heißt, sie ist einem nicht (mehr) bewusst.

Gerade die beiden zuletzt genannten Reaktionen – oder besser: Nicht-Reaktionen – sind Ausdruck dafür, dass der Mensch nicht gemäß seinen Bedürfnissen und Wünschen lebt, und können höchst negative Folgen zeitigen, wie Angstzustände, Depressionen und ein passiv-aggressives Verhalten, das die Zielperson scheinbar unabsichtlich beschädigen soll.

DIE ANGST VOR KONTROLLVERLUST

Die Angst vor Kontrollverlust ist einer der häufigsten Faktoren bei allen Vermeidungsreaktionen, also bei Reaktionen, mit denen die angst- oder panikauslösende Situation grundsätzlich verhindert werden soll.

Nicht die Angst vor der Situation selbst ist in diesem Fall der Auslöser, sondern die Angst davor, in dieser Situation die Kontrolle über sich zu verlieren. Diese Angst löst dann Wut aus. Menschen, die unter häufigen Ängsten vor Kontrollverlust leiden, erscheinen nach außen hin häufig herrisch und autoritär.

Angststörungen

Von Angststörungen spricht man, wenn irreale oder übertriebene Angstzustände, wie die tatsächlich unbegründete Angst vor dem Verlust des Partners oder des Arbeitsplatzes, länger als ein halbes Jahr andauern. Sie sind erkennbar am regelmäßigen Auftreten von mindestens sechs der auf Seite 43 genannten körperlichen Symptome.

Angststörungen gehen mit irrealen oder übertriebenen Angstzuständen einher, die der tatsächlichen Gefahrensituation nicht entsprechen.

Angststörungen sind im Gegensatz zur Empfindung des elementaren Lebensgefühls Angst nicht angeboren, sondern werden in einem zweistufigen Prozess erlernt.

* In der ersten Phase erlebt der Mensch eine typische Angstsituation, etwa wenn er von einem großen Hund angegriffen wird. Ein solcher Vorfall wird mit der Angstreaktion gekoppelt, die aus einem körperlichen, gedanklich-gefühlsmäßigen und einem Verhaltensanteil besteht.
* In der zweiten Phase, wenn es auch im Wiederholungsfall nicht gelingt, die Situation zu meistern, und man die Flucht antritt, wird die Angststörung herausgebildet. Mit jeder weiteren analogen Erfahrung verstärkt sich die Angst und kann sich bis zum Panikanfall ausweiten.

Einen gewissen Handlungsspielraum gibt es dennoch: Bei der Herausbildung von Ängsten spielen die Grundhaltung eines Menschen dem Leben gegenüber und seine möglicherweise erlernten bzw. erlernbaren Bewältigungsstrategien eine tragende Rolle.

Die Panikattacke

Panikattacken treten anfallsartig ohne konkreten äußeren Anlass auf. Oft können sie durch den bloßen Gedanken an ein bestimmtes Ereignis ausgelöst werden.

Als Panikattacken werden Angstzustände bezeichnet, die in der Regel ohne Anlass auftreten und von den zuvor genannten körperlichen Symptomen (siehe Seite 32) begleitet werden. Sie entwickeln sich meist im jüngeren Erwachsenenalter, und es scheinen mehr Frauen als Männer von Panikattacken betroffen zu sein. Männer neigen eher dazu, Angst durch Selbstgefährdung oder Fremdgefährdung abzuwehren.

Während einer Panikattacke ist gezieltes Handeln nicht mehr möglich, und die Angst wirkt nur noch kontraproduktiv. Panikattacken treten in der Regel anfallsartig auf und können sich über einen Zeitraum von einigen Minuten bis hin zu mehreren Stunden oder Tagen entwickeln. Oft löst schon der bloße Gedanke an eine bestimmte Situation den Anfall aus.

Ursachen

Die meisten Menschen, die einmal unter den Symptomen einer Panikattacke gelitten haben, vermuten dahinter ein organisches Problem und sind ratlos, wenn sie der Arzt als körperlich gesund entlässt. In vielen Fällen handelt es sich jedoch um folgende Ursachen:

- Veranlagung zu starken Körperreaktionen
- Neigung zu Hyperventilation (siehe hierzu auch Seite 58)
- Körperliche oder körperlich-seelische Erschöpfung durch zu viel Stress
- Nebenwirkungen von Genussmitteln wie Alkohol, Nikotin, koffeinhaltigen Getränken und Medikamenten

WIE DIE PANIKATTACKE ENTSTEHT

* Grundlage ist die Veranlagung zur angstvollen Persönlichkeit (Vererbung und Kindheitserfahrungen).
* Ausgangspunkt ist eine Situation, ein bestimmter Reiz oder Einfluss, die zu Veränderungen im Körperbewusstsein und im gedanklichen Bereich führen, ausgelöst beispielsweise durch emotionalen Stress.
* Diese Veränderungen nimmt man entweder sofort wahr oder mit zeitlicher Verzögerung, beispielsweise nachts im Bett, wenn man plötzlich den beschleunigten Herzschlag und Atem bemerkt.
* Die Symptome werden falsch gedeutet: Man empfindet die körperlichen und gedanklichen Veränderungen als bedrohlich.
* Die Angst vor ähnlichen Symptomen kommt auf, und dies steigert automatisch die Angstreaktion. Aus dem leichten Herzklopfen wird Herzrasen, aus dem rascheren Atmen ein Erstickungsgefühl.
* Es entsteht die Angst vor der Angst mit der extrem verstärkten Angstreaktion in Form der Panikstörung.
* Die Charakterzüge, die eine ängstliche Persönlichkeit ausmachen, treten in überspitzter Form hervor (verstärktes Kontrollbedürfnis, Suche nach Bestätigung oder strengen Wertvorgaben). Die Angst hat den Menschen so fest im Griff, dass er sich nur noch als handlungsunfähiges Opfer erlebt.

Die Panikattacke, zu der eine gewisse erbliche Veranlagung besteht, baut sich schrittweise auf, wobei die Wechselbeziehung von Beobachtung körperlicher Symptome und gedanklicher Deutung eine verheerende Rolle spielt.

Folgen

Die dramatische Folge einer solchen Diagnose, die den Körper für gesund erklärt, die Seele und den Geist des Patienten jedoch außer Acht lässt, ist oft die Herausbildung von Panikstörungen. Der Betroffene beginnt sich überscharf auf seinen

Körper zu konzentrieren und ihn zu beobachten. Der Puls wird gemessen, der Atemrhythmus verfolgt. Hinzu tritt die Befürchtung des erneuten Auftretens der einmal erlebten Paniksymptome.

Aus Angst, sie könnten in der Öffentlichkeit von einer Panikattacke überrascht werden, ziehen sich die Betroffenen in ihren persönlichen Bereich zurück. Vereinsamung ist häufig die Folge.

Der Teufelskreis ist vorprogrammiert: Es kommt zu körperlichen Angstsymptomen, die stärkere Körperreaktion führt zu verstärkter Angst, welche wiederum eine noch stärkere körperliche Reaktion auslöst. Der Betroffene ist entweder gelähmt und handlungsunfähig, oder er agiert aus Verzweiflung völlig unsinnig.

Koppelung mit Phobien

Panikstörungen werden durch Phobien (siehe Seite 70) weiter verstärkt. Menschen mit Panikstörungen neigen häufig dazu, bestimmte Situationen zu vermeiden, in denen es unangenehm wäre, von einer Panikattacke ohne greifbare Hilfe überrascht zu werden.

- Manche Betroffene verlassen ihre Wohnung nicht mehr allein.
- Fahrstühle, öffentliche Verkehrsmittel wie U-Bahnen oder Busse, Autobahnfahrten, größere Menschenmengen, der Besuch eines Kinos oder Theaters werden vermieden.

Angstneurosen

Angstneurosen sind dadurch gekennzeichnet, dass die Betroffenen ihre Ängste nicht klar benennen bzw. nicht sagen können, wovor sie Angst haben. Angstneurotiker empfinden die Welt immer als bedrohlich. Das zeigt sich in schlimmen Träumen und der Angst vor kleinsten Alltäglichkeiten. Ihre Ängste illustrieren in unberechenbarer Weise die Orientierungslosigkeit und fehlende Standfestigkeit im Leben.

Im Zusammenhang mit diesen scheinbar aus dem Nichts aufsteigenden Ängsten prägte Sigmund Freud den Begriff »Neurose«. Dem Begründer der Psychoanalyse zufolge resultieren Neurosen immer aus einem tiefer liegenden seelischen Konflikt oder sind symbolischer Ausdruck eines unbewussten Konflikts, der tief in der Kindheit wurzelt.

Beziehungsstörungen

Als eine der primären Ursachen für die Ängste von Neurotikern gilt deren Einstellung zu Beziehungen. Die neurotisch begründete Angst tritt demnach immer dann auf, wenn es darum geht, mit anderen Menschen in Beziehung zu treten oder umgekehrt Distanz zu wahren, sich zu trennen und auf eigenen Füßen zu stehen.

Angstneurotiker sind – verursacht durch eine Schlüsselerfahrung in der Kindheit – beziehungsgestört. Sie haben Schwierigkeiten, einerseits Nähe zuzulassen und andererseits Distanz zu wahren.

✳ Zugrunde liegt eine Schlüsselerfahrung in der Kindheit: Der Wunsch, geliebt zu werden, musste unterdrückt werden.

Angstneurotiker wollen sich von nichts und niemandem unterkriegen lassen – ein Grund, weshalb sie nach außen hin selten labil und schwächlich erscheinen, sondern eher widerstandsfähig und selbstsicher. In Aggressionen oder Depressionen finden dann ungebändigte Zerstörungswut – auch gegen sich selbst – und Selbsthass ihren Ausdruck.

Mangel an Zuversicht und Selbstvertrauen

Grundsätzlich kann man davon ausgehen, dass es Angstneurotikern an Zuversicht im Leben fehlt und ihr Selbstvertrauen nur schwach ausgeprägt ist. Zugespitzt treten diese Mängel in angstauslösenden Situationen im Alltag in Erscheinung, die an sich banal sind, für den Betroffenen jedoch zur höchsten Bedrohung anwachsen. Sie erleiden im Zustand der Angst einen absoluten Distanzverlust zur Situation und sind nicht mehr in der Lage, sich ihrem Willen gemäß zu verhalten: Sie werden von der Angst quasi überschwemmt. Diese höchst empfindsamen Menschen brauchen viel Zeit, bis sie wenigstens ansatzweise Vertrauen zu einer Person (Therapeuten) fassen können.

Im Folgenden werden einige typische Formen und Ausprägungen der (Angst-)Neurose erläutert. Die Aufzählung erhebt dabei keinen Anspruch auf Vollständigkeit.

Angst vor dem Herzstillstand

Von dieser Angst werden Herzneurotiker geplagt, obwohl kein konkreter organischer Anlass, beispielsweise in Form eines besorgniserregenden Laborbefunds, besteht.

Hypochondrische Neurose

Mit hypochondrischer Neurose wird die unbegründete Angst vor einer drohenden Erkrankung bezeichnet. Der Betreffende bangt um den Verlust seiner körperlichen Gesundheit und wird von lebhaften Vorstellungen verfolgt, er könne »irgendwie« krank werden.

Zwanghaftigkeit

Zwangsvorstellungen schlagen sich in Zwangshandlungen nieder. Der Betroffene wird von ihnen so stark beherrscht, dass ihm eine willentliche Gegensteuerung nicht mehr möglich ist.

Eine sehr verbreitete Form der Neurose ist Zwanghaftigkeit. Bestimmte Gedanken und Impulse beherrschen dabei den bewussten Willen. Aus Zwangsvorstellungen resultieren oft Zwangshandlungen. So waschen sich die Menschen, die eine übertriebene Angst vor Krankheitserregern haben, häufig die Hände, um sich nicht anzustecken. Andere Zwangshandlungen sind Nachzählen, Kontrollieren, Überprüfen und Berühren von Menschen oder Gegenständen.

Zum einen drängt es den zwanghaften Menschen in die Freiheit, zum anderen beschneidet er diese durch starre Ordnungs- und Kontrollmechanismen und agiert auf diese Weise seine Unfreiheit aus. Der Zwangsneurotiker ist so gesehen »in Sehnsucht unfrei«. Als problematisch und behandlungsbedürftig erachtet man Zwangsneurosen erst, wenn sie den Alltag des Menschen und seine gewöhnlichen Handlungen beeinträchtigen.

Phobien

Eine besondere Form der Angst ist die Phobie (von griechisch »phobos« = Furcht). Diese Erwartungsangst ist an bestimmte angstauslösende Gegenstände oder Plätze gebunden und kann mit anderen Formen der Angst einhergehen. Die häufigsten Spielarten der Phobie sind:

- Agoraphobie (Angst vor öffentlichen Plätzen und Straßen)
- Klaustrophobie (Angst vor Aufenthalt in geschlossenen Räumen, z. B. Aufzug, U-Bahn, Kino, Kaufhaus)
- Tierphobie (Angst vor bestimmten Tieren, z. B. Spinnen)
- Nyktophobie (Angst vor Dunkelheit, z. B. bei Kindern)
- Soziale Phobie (Angst, sich in gesellschaftlichen Situationen zu blamieren; in schwächerer Form als Lampenfieber)

Freud erklärte das Zustandekommen von Phobien damit, dass sich hinter einer unerklärlichen angstmachenden Situation unbewusste traumatische Erlebnisse oder Verschiebungen von unbewusst angstmachenden Inhalten verbergen. Tröstlich ist nur, dass Phobien weit verbreitet sind und im Alltag kein größeres Problem darstellen. Kritisch wird es erst, wenn eine Vermeidungsstrategie aus beruflichen oder privaten Gründen nicht mehr möglich ist.

Phobien, eine besondere Form der Angstneurose, können sich in der Scheu vor bestimmten Örtlichkeiten und Gegenständen äußern. Vermeidungsverhalten und Rückzug aus dem gesellschaftlichen Leben sind die Folgen.

Endogene Psychose

Die endogene Psychose ist eine psychische Störung, die das gesamte Erleben des Menschen verändert, wobei ein körperlicher Defekt vermutet wird, aber nicht bewiesen ist. Es gibt verschiedene Formen der Psychose, die meistens von Symptomen wie einem verzerrten Bild von der Wirklichkeit, mangelnder Einsicht, dem Verlust der zeitlichen und örtlichen Orientierungsfähigkeit und dem Unvermögen, den Lebensanforderungen in einer Gesellschaft zu genügen, begleitet werden. Eine endogene Psychose kann nur im Rahmen einer Psychotherapie behandelt werden.

Angstbedingte Krankheiten

Der Erkenntnis, dass körperliche Krankheiten durch seelische Verletzungen verursacht sein können, trägt die westliche Schulmedizin erst seit Beginn dieses Jahrhunderts Rechnung. Doch auch heute gibt es noch Spezialisten, die sich bei der Diagnose einseitig an Laborbefunden orientieren.

In einem ganzheitlich orientierten Menschenbild beeinflussen sich die Befindlichkeiten von Körper, Geist und Seele wechselseitig. Die Naturheilkunde, die Homöopathie und die psychosomatisch orientierte Medizin haben dieses Menschenbild ihrer Behandlungsweise zugrunde gelegt. Dem Wortsinn nach beschäftigt sich die Psychosomatik in erster Linie mit den Wechselbeziehungen von Seele (griechisch: »psyche«) und Körper (griechisch: »soma«). Das heißt: Eine verletzte Seele kann sich in körperlichen Beeinträchtigungen »zu Wort melden«, und eine körperbewusste, gesunde Lebensführung z. B. trägt zum psychischen Wohlbefinden bei.

Die Entstehung psychosomatischer Krankheiten

Unsere Persönlichkeit und unser Seelenleben werden durch verschiedene Faktoren beeinflusst. An erster Stelle steht unsere eigene, unverwechselbare Konstitution, die durch Vererbtes und unsere Lebenserfahrungen bestimmt wird. Dann sind da die Gefühle, die sich aus unseren Instinkten und Trieben herleiten, und nicht zuletzt die Hormone, die unser vegetatives Nervensystem steuern und so einen erheblichen Anteil daran haben, wie intensiv wir empfinden und wie beweglich wir geistig sind. All diese Faktoren tragen dazu bei, dass wir nicht jeden Tag gleich gestimmt sind, sondern mal unsicher, mal sicher, mal gereizt oder mal gut gelaunt sind.

Eine Erkenntnis der Psychoanalyse

Die Psychoanalyse entdeckte, gefolgt von der jüngeren psychosomatischen Medizin, den Zusammenhang zwischen unserem Seelenleben und unserer körperlichen Befindlichkeit. Dieser wird auf tragische Weise bei Erwachsenen deutlich, die an chronischen Krankheiten bestimmter Organe leiden und nicht nur einen praktischen Arzt, sondern auch einen Psychotherapeuten oder Psychoanalytiker zurate ziehen.

Beim Aufrollen der Vergangenheit, insbesondere der Kindheit, stoßen die Therapeuten dann auf leidvolle und unverarbeitete Erfahrungen und auf unterdrückte Gefühle – bewirkt durch Autoritätspersonen oder durch Selbstdisziplin. Psychische Störungen, die sich im alltäglichen Verhalten, in der Herausbildung von Ängsten oder in der Suche nach Ersatzbefriedigungen ausdrücken, sind die Folge.

Leidvolle und unverarbeitete Kindheitserfahrungen, die mit unterdrückten Bedürfnissen und übermäßiger Strenge gegen sich selbst verknüpft sind, führen beim Erwachsenen häufig zu psychischen Störungen, in deren Bereich auch Ängste angesiedelt sind.

Defizite in der Kindheit

Erfahrungen in der Therapie haben gezeigt, dass Menschen, die über einen langen Zeitraum in ihrer Kindheit keine Möglichkeit dazu hatten, sich zu entfalten und Selbstbewusstsein zu entwickeln, gefährdet sind, auf Dauer an Depressionen oder Neurosen zu erkranken. Hier sind auch die neurotischen und psychotischen Angststörungen angesiedelt, die sich in ihrem krankhaften Verlauf von den »einfachen« Ängsten unterscheiden. Oft bedarf es zum Ausbruch körperlicher Symptome nur eines geringen Anstoßes.

Die Entlastungsfunktion körperlicher Krankheiten

Körperliche Beschwerden und Krankheiten stellen für den Betroffenen zunächst eine Alternative dar, die es ihm erlaubt, mit seinen emotionalen Problemen oder Ängsten besser fertig zu werden. Selbstverständlich entscheidet sich keiner bewusst für diese Möglichkeit. Vielmehr hat das Unterbewusstsein des leidenden Menschen sozusagen einen Notausgang gefunden, nämlich seine Ängste in körperliche Beschwerden zu kleiden. Denn in dieser Form sind sie für ihn leichter annehmbar als die Angst, die ihn schwach und hilflos erscheinen lässt. Und eine körperliche Krankheit wird auch von anderen Menschen ernst genommen und sichert ungeteilte Aufmerksamkeit und Zuwendung; zudem entlastet sie von der Verantwortung für den eigenen »Psychohaushalt«.

Angst aus psychosomatischer Sicht

Um der eigenen Gesundheit willen und um seine Heilungschancen zu erhöhen, ist es besonders wichtig, seinem Arzt alles über seinen Seelenzustand und seine Ängste mitzuteilen, so dass es erst gar nicht zu einer Fehldiagnose oder einer fehlerhaften Behandlung kommen kann.

Bei Menschen, die unter »einfachen« Ängsten oder langjährigen Angststörungen leiden, ist die Wechselbeziehung zwischen Seele und Körper augenfällig. Jede Angst- oder Panikattacke äußert sich primär in körperlichen Symptomen und wird physisch durchlitten. Der Bezug zwischen Angst und körperlicher Krankheit ist dadurch besonders eng.

Scheuklappen…

Viele Menschen mit Angststörungen tun sich schwer, den Zusammenhang zwischen ihrem körperlichen Gebrechen und ihrem psychischen Zustand zu erkennen. Sie schämen sich für den in ihren Augen »banalen« Grund der Angst, der doch ein schwerwiegendes Leiden nach sich ziehen kann, und sind ganz auf ihre Körperlichkeit fixiert. Dabei gibt es kaum eine psychosomatische Krankheit, bei der der Aspekt der Angst nicht von Bedeutung wäre. Die Ursache einer Krankheit zu erkennen ist jedoch der erste Schritt zu einer wirksamen Behandlung.

…und Fehldiagnosen

Mit anderen Schwierigkeiten zu kämpfen haben Patienten, bei denen die organische Ursache eines Leidens nicht oder nicht rechtzeitig erkannt wird. Eine Verwechslungsgefahr besteht insbesondere bei Krankheiten, deren Symptomenkomplex denen der Angst sehr ähnlich ist. Hierzu gehört beispielsweise die Schilddrüsenüberfunktion (siehe Kasten Seite 59). Wird in diesem Fall das organische Leiden fälschlich als Angststörung diagnostiziert, so kann es zu weiteren gesundheitlichen Beeinträchtigungen kommen.

Wenn man sich selbst und die körperlichen Vorgänge nicht versteht, empfindet man die eigene Person als Rätsel, klare Konturen gibt es nicht mehr, weil die Angstgründe nicht erkennbar sind.

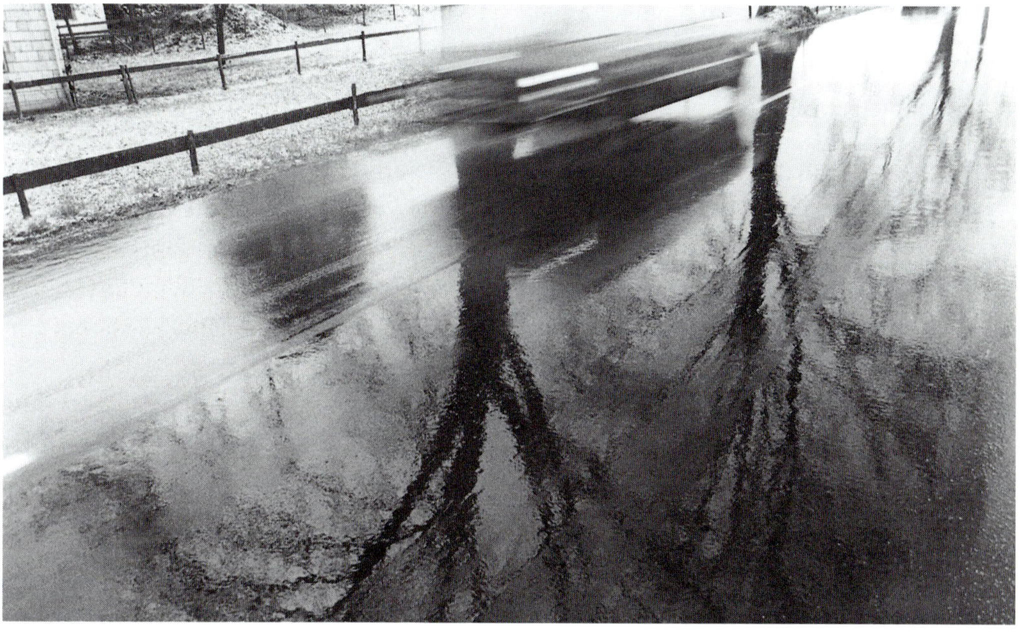

Verstärkende Wirkung

Andererseits führt die Angst, in die sich der Patient im Verlauf einer tatsächlich vorhandenen organischen Krankheit hineinsteigert, zur Verschlimmerung des Krankheitszustandes. Die krankheitsverschlechternde Wirkung der Angst hat man vor allem im Zusammenhang mit Herzleiden, Magengeschwüren, Lungenentzündung und gebrochenen Gliedmaßen beobachtet. Extreme Persönlichkeitsveränderungen wurden bei Patienten festgestellt, die sich mit einem Virus infiziert hatten. Während sie vor Ausbruch der Krankheit als stabil und selbstsicher galten, wurden sie, nachdem sie von ihrer Erkrankung erfahren hatten, ängstlich, depressiv, hypochondrisch und häufig auch schreckhafter und vorsichtiger.

Die wichtigsten Erkrankungen

Die häufigsten angstbedingten körperlichen Krankheiten, die auch durch »einfache« Ängste ausgelöst werden können, sind vegetative Dystonie, Asthma bronchiale, Magen- und Darmstörungen, Hypoglykämie (Unterzucker) und das Hyperventilationssyndrom.

Magen- und Darmleiden sowie Asthma bronchiale können ohne weiteres vom aufgeschlossenen Naturmediziner oder Homöopathen behandelt werden. Erst wenn die Seele krank ist und sich Neurosen oder sogar Psychosen herausgebildet haben, deren Ursachen zu tief verschüttet liegen, um sie selbst ergründen zu können, ist die Hilfe eines Psychotherapeuten ratsam.

Vegetative Dystonie

Menschen, die unter vegetativer Dystonie leiden, bezeichnen sich selbst selten als angstgestört. Da die Angst so kaum ins Bewusstsein des Betroffenen gelangt, bleiben auch die körperlichen Beschwerden unbehandelt.

Die Befindlichkeitsstörung vegetative Dystonie umfasst einen ganzen Symptomenkomplex, der in den meisten Fällen anfallartig auftritt, entweder unmittelbar im Zusammenhang mit einer Angst- oder Panikattacke oder als Begleiterscheinung einer längerwierigen Angststörung. Kennzeichen einer vegetativen Dystonie sind:

- Schwächegefühl, besonders in den Beinen
- Unsicherheit beim Stehenbleiben
- Schwindelgefühl und das Gefühl einer drohenden Ohnmacht
- Wechselnde Schmerzen an verschiedenen Körperstellen

DIE HERZNEUROSE – EINE SONDERFORM DER VEGETATIVEN DYSTONIE

Bei der Herzneurose treten auch ohne eine bestimmte organische Ursache Herzrhythmusstörungen (Herzjagen oder verzögerter Herzschlag) oder Schmerzen in der Herzgegend auf. Symbolisch steht das Herz für Liebe, für Geben und Nehmen sowie für den Mut, sich in der Welt zu behaupten. In diesen Bereichen haben Herzneurotiker Schwierigkeiten, sich voll auszuleben.

Vom Herzen aus wird unser ganzer Körper über das Blut mit Nahrung versorgt. Funktionsstörungen des Herzens weisen deshalb zentral auf »Standortprobleme« in der Welt hin.

Das Angsterleben

Die Angst als Grundursache der Symptome wird zunächst weniger als seelische Belastung, sondern in erster Linie als körperliche Gebrechlichkeit erlebt. Sie kommt meist erst dann auf, wenn der Dystoniker wiederholt die Erfahrung macht, dass sein Organismus Kapriolen schlägt und einen »Unsicherheitsfaktor« darstellt. Doch wird nicht nach der wirklichen Ursache geforscht, die für die Entstehung der Störung verantwortlich ist. Die Angst kann sich bis zur Todesangst steigern, denn der schwache Körper zeigt dem Betroffenen in erschreckender Deutlichkeit, dass er sich nicht auf ihn verlassen kann.

Der psychische Hintergrund

Hier liegt auch das Grundproblem: Der Betroffene betrachtet seinen Körper isoliert, stellt den Zusammenhang mit seiner Psyche nicht her. Dabei ist gerade bei der vegetativen Dystonie nicht der Körper Ursache der Störungen, sondern die seelische Verfassung des Patienten, der sich im Zustand einer neurotischen Unfreiheit befindet und oft schon seit längerer Zeit in einer Situation oder einem Beziehungsgefüge steckt, das seinem aktuellen Entwicklungsstand nicht mehr oder noch nicht angemessen ist.

Die Behandlung

- Der Dystoniker braucht dringend die Hilfe eines Psychoanalytikers oder Psychotherapeuten. Dieser kann das Bewusstsein öffnen für Unfreiheiten, Abhängigkeiten und innere Stagnation und somit den Weg zu mehr Selbstsicherheit im Umgang mit der Welt und Beziehungsgefügen ebnen.

Bronchialasthma

Asthmatiker, die sich ihrer Ängste nicht unmittelbar bewusst sind, sollten sich ernsthaft fragen, wie es um ihr Verhältnis zu Distanz und Nähe und ihre Fähigkeit loszulassen bestellt ist.

Viele Menschen, die unter Angststörungen oder -neurosen leiden, sind anfällig für Asthma bronchiale, in der Regel eine allergische Erkrankung. Dabei kann die Angst in Verbindung mit einem allergieauslösenden Stoff einen Asthmanfall auslösen, bei dem sich die Bronchien krampfhaft verengen. Er kann unter Umständen lebensbedrohlich verlaufen, wenn es nicht gelingt, den Krampf beispielsweise mit der Einnahme eines Medikaments zu lösen. Die Kennzeichen von Bronchialasthma sind:

- Kurzatmigkeit
- Hustenanfälle
- Pfeifende Atemgeräusche
- Rasches Atemholen
- Langes Ausatmen
- Atemnot (anfallsartig)

Das Angsterleben

Der allergische Asthmatiker ist überempfindlich gegen bestimmte Stoffe (Tierhaare, Pollen u.a.) und reagiert auf den allergenen Stoff mit übermäßiger Abwehr. Diese setzt das krankhafte Geschehen erst in Gang.

Während eines Anfalls hat der Asthmatiker mit Erstickungsängsten zu kämpfen, die er jedoch nur als Folge seiner körperlichen Reaktion erklärt; meist macht er seinen geschwächten Körper für die Angst verantwortlich.

Der psychische Hintergrund

Erfahrungen in der Psychoanalyse haben gezeigt, dass Asthmapatienten grundsätzlich ängstlich veranlagt sind, was oft in sehr engen (Klammer-)Beziehungen zu nahe stehenden Menschen zum Ausdruck kommt. Asthmatiker haben folglich häufig Schwierigkeiten, sich von anderen Menschen abzugrenzen, und können Distanz nur schwer verkraften; darunter leidet ihre Selbstsicherheit. Die Angst vor dem Alleinsein wird übermächtig, und so gehen Trennungs- oder Ablösungsprozesse von Menschen, in deren Abhängigkeit sich Asthmatiker wähnen, oft mit Anfällen einher, die sie als Bestätigung ihrer ausgestandenen Ängste deuten.

Die Behandlung

- Psychotherapie kann – neben der notwendigen allgemeinärztlichen Behandlung – dem Asthmatiker zu mehr Selbstbewusstsein und Eigenständigkeit verhelfen. Wird die konkrete seelische Ursache, also die Angst vor Trennung, behandelt, kann es – außer beim rein allergischen Asthmatiker natürlich – zu einer Besserung oder gar Heilung kommen.
- Begleitend können Entspannungs- und Atemübungen (siehe Seite 113) Anfällen vorbeugen oder Linderung verschaffen.

Magen- und Darmstörungen

Eines reibungslosen Stoffwechsels und einer gesunden Verdauung erfreuen sich nur körperlich-seelisch ausgeglichene Menschen. Denn kaum ein Organkomplex reagiert so prompt auf Stress und Disharmonie wie der Magen-Darm-Trakt. Körperlich gesehen kann es zu Folgekrankheiten wie beispielsweise Allergien, Drüsenunterfunktionen oder chronischen Entzündungen kommen. Seelisch unbewältigte Probleme führen zu einer Verstärkung der körperlichen Symptome und zu Persönlichkeitsveränderungen.

Der Magen-Darm-Trakt ist für psychische Störungen äußerst anfällig. Angst und Druck überfordern den Stoffwechsel und beeinträchtigen die Verdauungs- und Ausscheidungsfunktion.

Das Angsterleben

Häufig mit Angst verbunden sind Magen- und Darmprobleme, die durch eine gestörte Verdauung und Ausscheidung verursacht sind. Dies geht meist auf falsche Essgewohnheiten zurück: Das Essen wurde – unter Stress und Druck – zu hastig, zu unregelmäßig und in zu großen Mengen verschlungen. Schmerzhafte Magen- und Darmkrämpfe, Reizmagen und -darm, Essstörungen und schließlich Verstopfung oder Durchfall sind die Folgen. Zwischen 70 und 90 Prozent, also der Großteil der Patienten, die wegen Beschwerden mit dem Verdauungstrakt behandelt werden, leiden unter Ängsten, Panikstörungen und Depressionen.

Der psychische Hintergrund

Ein seelisch nicht bewältigtes Erlebnis kann zur Verstopfung führen. Manchmal ist psychotherapeutisch begleitete »Verdauungs-Arbeit« notwendig, um die körperliche Störung zu beheben.

Bei fast allen psychosomatisch bedingten Magen- und Darmbeschwerden kann man davon ausgehen, dass der Betroffene im Alltag überfordert ist und sich ständig mit der Angst des Alleinseins, des In-der-Welt-ausgesetzt-Seins, zu versagen und nicht allein bestehen zu können, konfrontiert sieht.

Das falsche Essverhalten, das den Stoffwechsel überfordert und damit die Magen-Darm-Störungen auslöst, dient als Ersatz für Selbstbestätigung und Liebe sowie als Beruhigungsmittel bei Angst und Druck. Das Verlangen der Seele nach einer bewussten (und oft schmerzhaften) Problemlösung soll so auf angenehme Art gestillt werden – schließlich erinnert Essen immer an Zuwendung.

Die Behandlung

✳ Werden die Ängste von Patienten mit psychosomatisch bedingten Magen-Darm-Störungen psychotherapeutisch bearbeitet, verschwinden die Beschwerden, z. B. Darmreizungen, relativ schnell. Bei einer tiefer liegenden Problematik oder bei bewusst erlebten immer wiederkehrenden Ängsten ist eine längerfristige Behandlung notwendig, in deren Verlauf das Augenmerk auf den Komplex »körperlich-seelische Verdauung« gerichtet sein sollte.

* Werden Magen- und Darmprobleme als rein organische Störung – ohne eine psychische Ursache in Erwägung zu ziehen – behandelt, sind Rückfälle und weitere körperliche Beschwerden vorprogrammiert. Inwieweit dem individuellen Magen-Darm-Leiden tatsächlich eine Angststörung zugrunde liegt, kann nur ein ausführliches Gespräch mit dem Arzt klären, das größtmögliche Offenheit verlangt.
* Selbst können Sie leichte Magen-Darm-Beschwerden mit Hausmitteln binnen drei Tagen kurieren. Vorbeugen können Sie, indem Sie sich ausreichend Zeit für sich selbst und ihre seelischen Bedürfnisse nehmen.

Unterzucker (Hypoglykämie)

Ein absinkender Blutzuckerspiegel beeinträchtigt vor allem unser Gehirn, das als empfindlichstes Organ im Körper auf einen ständigen Nachschub an Kohlenhydraten angewiesen ist. Besonders betroffen von einem akuten Kohlenhydrateentzug ist der Hypothalamus, der Abschnitt des Zwischenhirns, der alle lebenserhaltenden Funktionen im Körper steuert.

Auf die Symptome einer Unterzuckerung sollte man immer möglichst rasch reagieren, da es bei längerem Anhalten der Störung zu Schädigungen des Nervensystems kommen kann.

Kennzeichen eines niedrigen Blutzuckerspiegels in schwerwiegenden Fällen sind:

* Angst
* Herzjagen und Schweißausbrüche
* Schwächegefühl und Hunger
* Zittern
* Kopfschmerzen
* Verwirrtheit
* Doppeltsehen
* Körperliche und geistige Schwerfälligkeit
* Depressionen und Persönlichkeitsveränderungen

Relative Gewissheit über eine organische Störung im Sinn der Hypoglykämie kann der Fünf-Stunden-Glukosetoleranztest geben. Anschließend vereinbart der Arzt mit dem Patienten eine kohlenhydratreiche Diät.

Das Angsterleben

Ein Paniksyndrom und das plötzliche Absinken des Blutzuckerspiegels ähneln sich sehr in den körperlichen Symptomen. Wird durch eine Panikattacke oder einen anderen akuten Stresszustand im Körper Adrenalin freigesetzt, so kann sich dies in den Symptomen einer Hypoglykämie äußern, die ansonsten nur bei Nahrungsentzug auftreten. Manchmal kommt es jedoch bei anhaltenden Angst- und Panikzuständen tatsächlich zu einer Hypoglykämie. Dies kann jedoch nur der Arzt mittels eines Glukosetoleranztests diagnostizieren.

Die Behandlung

- Als Soforthilfe empfiehlt sich bei einer Angst- oder Panikattacke, die die Symptome eines zu niedrigen Blutzuckers aufweist, etwas zu essen – am besten Traubenzucker, der sofort ins Blut übergeht.
- Angstpatienten wie Patienten, die unter Unterzucker leiden, sollten auf jeden Fall anregende Genussmittel meiden, wie Alkohol, Kaffee, raffinierte Kohlenhydrate (Zucker) oder Zigaretten.
- Bei immer wiederkehrenden angstbedingten Unterzuckersymptomen hilft am besten eine regelmäßige, gesunde, salzhaltige (mäßig verwenden!) und vollwertige Ernährung.

Hyperventilationssyndrom

Hyperventilation ist die übermäßige Steigerung der Atmung. Sofern sie organisch bedingt ist, können Zucker- oder Alkoholentzug, eine Drogenvergiftung, aber auch körperliche Überanstrengung durch zu viel Sport oder falsches und unregelmäßiges Atmen auslösende Faktoren sein. Begleitumstände des Hyperventilationssyndroms sind:

- Gähnen und Seufzen
- Ständiges Nasehochziehen

SCHILDDRÜSENÜBERFUNKTION ODER ANGSTSTÖRUNG?

Eine Schilddrüsenüberfunktion ist in der Regel nicht psychosomatisch, sondern organisch bedingt. Manchmal fällt die Unterscheidung allerdings schwer: Patienten mit einer Schilddrüsenüberfunktion neigen zur Überempfindlichkeit gegenüber äußeren Reizen und sind sehr anfällig für Ängste. Versuchen Sie daher in einem offenen Gespräch mit Ihrem Arzt festzustellen, ob es sich bei Ihnen um angstbedingte Symptome handelt, oder ob Ihre Schilddrüse tatsächlich erkrankt ist, da Sie dann hormonell behandelt werden sollten.

Folgende Symptome sind zweideutig und können sowohl einer organisch bedingten Schilddrüsenüberfunktion als auch einer Angststörung zugeordnet werden:

- Sehprobleme und Zittern der Hände
- Gewichtsverlust und Schwächegefühl bei gesteigertem Appetit
- Nervosität, Unruhe und Atembeschwerden
- Darmbeschwerden und Durchfall
- Erhöhung der Körpertemperatur, Schwitzen und Hitzeempfindlichkeit
- Schneller Herzschlag

Die nachfolgend genannten körperlichen Symptome dagegen weisen auf Angst als Ursache hin:

- Müdigkeit. Der Patient wirkt völlig lethargisch.
- Feuchtkalte Hände. Ein zuverlässiges Unterscheidungskriterium, denn die Hände organisch erkrankter Patienten sind gut durchblutet und warm.
- Niedriger Puls. Ebenfalls ein wichtiges Unterscheidungsmerkmal, denn der Pulsschlag organisch erkrankter Patienten ist – sogar im Schlaf – erhöht.

Ob eine organische Erkrankung der Schilddrüse oder eine Angststörung zugrunde liegt, kann der Arzt manchmal nur schwer diagnostizieren. Die nebenstehend genannten Symptome bieten eine zuverlässige Unterscheidungshilfe.

- Chronisches Hüsteln
- Brustschmerzen
- Sehstörungen
- Schwäche- und Schwindelgefühl
- Bewusstseinsstörungen
- Ohrensausen
- Taubheit der Finger und der Mundpartie
- Verwirrtheit
- Panikattacken
- Ohnmachtsanfälle

Beim Hyperventilationssyndrom kommt es vor allem darauf an, die bedrohlich erhöhte Sauerstoffzufuhr durch einen regelmäßigen Atemrhythmus auszugleichen.

Das Angsterleben

Beim Hyperventilieren kommt es zunächst zu einer gesteigerten Frequenz des Einatmens. Das Ausatmen wird »vergessen« oder geschieht nur kurz und unzureichend, um die verbrauchte Luft wieder loszuwerden. Der Betroffene gerät unter Angststress. Das Krankheitsbild des Hyperventilationssyndroms ähnelt insofern auch sehr stark einer Panikstörung. Das übermäßige Einatmen bewirkt eine Alkalose des Blutes. Dieser biochemische Prozess führt zu einer Senkung der Sauerstoffzufuhr zum Gehirn.

Der psychische Hintergrund

In den meisten Fällen ist die übersteigerte Atmung psychisch bedingt. Probleme und Sorgen, Wut und quälende Gedanken, bestimmte Menschen, deren Anwesenheit man nicht erträgt, und nicht zuletzt Angst können die Atmung beschleunigen. Ebenso können bestimmte Phobien – etwa Klaustrophobie (siehe Seite 76) – auslösende Faktoren sein.

Die Behandlung

- Ist die Gefahr einer Hyperventilation häufiger gegeben, sollten Sie immer eine einfache Papiertüte bei sich haben. Stülpen

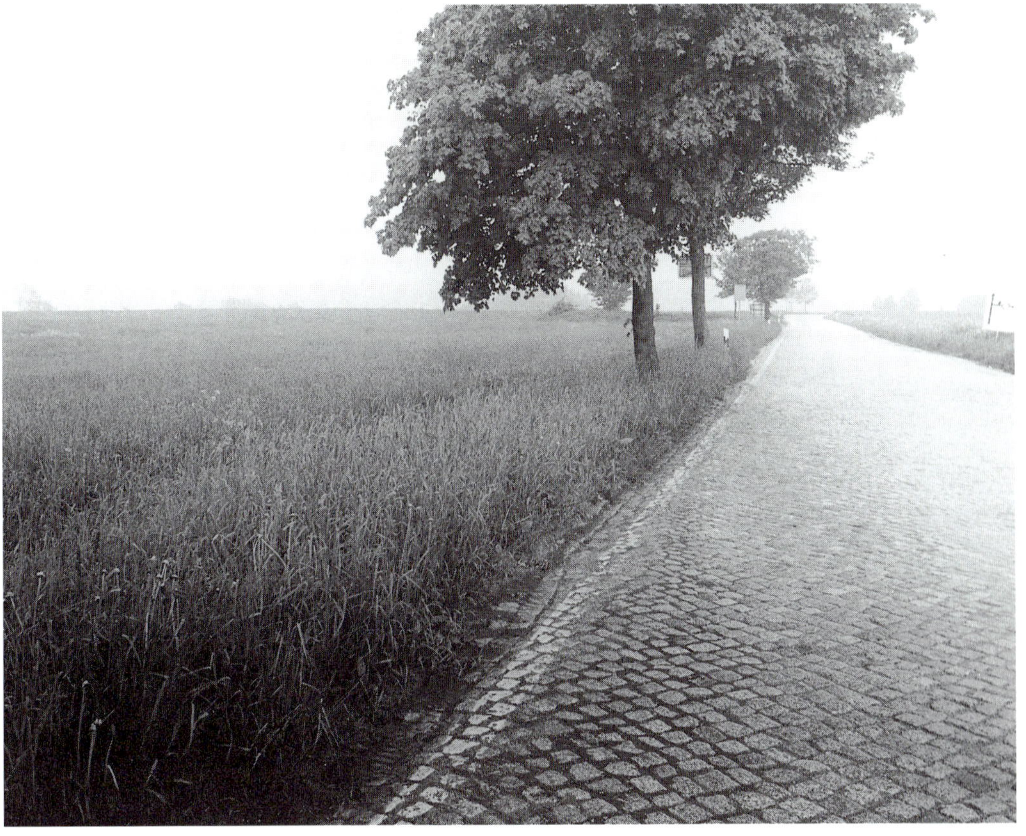

Sie diese bei einem Anfall über Nase und Mund, und atmen Sie langsam und tief ein und aus.

- Wenn Sie sich der Ursache der Hyperventilation bewusst sind, denken Sie sich eine Vermeidungsstrategie aus. Oft hilft auch eine therapeutische Behandlung, den psychischen Anteil am forcierten Atmungsgeschehen zu klären und zu bearbeiten.
- Genussmittel wie Alkohol, Nikotin, Zucker und leichte Drogen sollten möglichst gemieden werden.
- Entspannungsübungen (siehe ab Seite 110) fördern eine gleichmäßige Atmung; führen Sie sie regelmäßig zwei- bis dreimal die Woche durch.

Nur wer die Angst zulässt und sich ihr stellt, kann einen Weg finden, um sich aus ihrem Sog zu befreien.

Bewältigung von Angst und Panik

Ängste kann man nicht abschütteln, auch wenn wir und die Menschen in unserem Umfeld, die mit unseren Ängsten konfrontiert werden, es gern möchten. Aber man kann lernen, Ängste und Panikattacken zu bewältigen oder manche Ängste zumindest zu verringern. Dieser Lernprozess erfordert jedoch Zeit und verlangt von dem Betroffenen viel Geduld. Schließlich wollen wir unsere Lähmung in Angst- und Paniksituationen überwinden und Handlungsfähigkeit zurückgewinnen. Arrangieren müssen wir uns mit unserer Angst weiterhin, denn schließlich ist sie elementares Lebensgefühl.

Das Erlebnis der Angst

Nur wenn wir die Angst – sofern sie nicht ausufert – als sinnvolles Geschehen begreifen, sind wir in der Lage, ihrer Herr zu werden und sie als Impuls für unsere Persönlichkeitsentwicklung zu nutzen.

Jede Angst stellt uns bestimmte Fragen und Aufgaben, die wir lösen sollten, um uns selbst gemäß unseren Fähigkeiten entfalten und verwirklichen zu können. Aus diesem Grund müssen wir uns dem Erlebnis der Angst öffnen. Begreifen Sie Ihre Angst als ein für Sie sehr sinnvolles Geschehen. Nur so sind Sie in der Lage, es in den Griff zu bekommen und letztlich als Bereicherung Ihres Lebens zu erfahren.

Im Rahmen der Arbeit an unserer Angst können wir Kompetenzen im Umgang mit dem Leben erwerben, die bisher ungenutzt brachlagen.

✳ Ehrlichkeit uns selbst gegenüber ist die Grundvoraussetzung für den Umgang mit Angst, denn wir müssen lernen, wo ihre Ursache verborgen ist.

✳ Außerdem erfordert die Angst-Arbeit viel Geduld und das nicht nachlassende Bestreben, sich auf seine Probleme zu konzentrieren, selbst wenn wir dazu keine Kraft mehr zu haben glauben.

Grenzen setzen

Wer gegen seine Ängste angehen will, wird sich immer wieder mit Grenzen auseinander setzen müssen. »Grenzen« ist ein ganz wichtiges Stichwort, an das im Zusammenhang mit der Bewältigung von Ängsten immer wieder erinnert werden muss. Der ängstliche Mensch erlebt seine Angst meist als grenzenlos, und auch mit dem Setzen von Grenzen in seinem »normalen« Leben tut er sich schwer. Erst wenn Grenzen gezogen werden, können bestimmte Ängste – insbesondere die, die wie aus dem Nichts auftauchen – nicht mehr entstehen.

Ist das Verhältnis zu den eigenen Grenzen unbestimmt, so führt dies zu Unsicherheiten im Umgang mit den eigenen Gefühlen. Das schwach ausgeprägte Selbstbewusstsein wird durch die Angst immer wieder in seiner Entfaltung behindert.

Der individuelle Grenzbereich

Die Fähigkeiten, sich auf Beziehungen zu anderen Menschen einzulassen, sich bestimmten Lebenssituationen auszusetzen, Nähe zu schaffen und Distanz zu wahren, sind nicht angeboren, sondern werden erworben – durch viel Übung im Alltag. Sie unterstützen die gesunde Entwicklung des Selbstbewusstseins. Entscheidend ist, wie jeder von uns Grenzen im Kindesalter erlebt hat.

✳ Waren die Grenzen eng gesteckt durch ein starres Wertesystem oder eine autoritäre Erziehung, so wurde das Kind in seinem Handlungsspielraum eingeengt – der Keim zur Entstehung von Lebens-, Umwelt- und Bewährungsängsten.

✳ Doch auch eine Welt ohne Grenzen, wie sie eine antiautoritäre oder vernachlässigende Erziehung vorgaukelt, kann der Nährboden für plötzliche Ängste sein, da das Kind auf die tatsächlich existierenden Grenzen in der Welt nicht vorbereitet ist.

Selbstbewusstsein heißt Verwurzelt- und Geerdetsein. Das Vertrauen in die eigenen Fähigkeiten ermöglicht, den persönlichen Bereich gegen andere abzugrenzen.

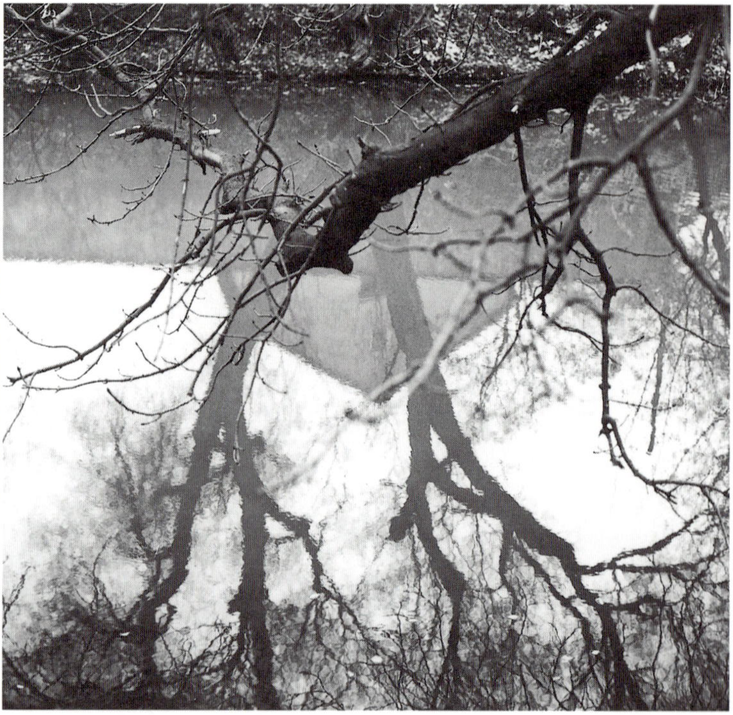

Ein Akt des Selbstbewusstseins

Als erwachsener Mensch kann und sollte jeder frei darüber entscheiden können, wie und wo Grenzen gesetzt werden. Das kann auch bedeuten, dass man bisherige Beziehungen beendet und sich von bestimmten Menschen löst, die man für sein Gefühlsleben als begrenzend erlebt. Das eigenständige Ziehen von Grenzen ist der erste Akt des neu erwachten Selbstbewusstseins. So ist jeder gerüstet, seine Ängste von Grund auf zu bewältigen.

Flankierende Maßnahmen

Um mit Ängsten besser fertig zu werden und in Angstsituationen selbstbewusster agieren zu können, werden eine Reihe wirksamer Handreichungen angeboten. Dazu gehören Verhaltenstraining in der akuten Angstsituation, regelmäßige (Entspannungs-)Übungen sowie kreative Arbeit. Medikamente und Nährstoffergänzungen mit Vitaminen, Mineralstoffen oder Aminosäuren gehören streng genommen nicht zu den klassischen Maßnahmen der Angstbehandlung und -bewältigung; sie beeinflussen jedoch unseren Organismus möglicherweise positiv und können die Voraussetzung schaffen, Ängste bewusst anzugehen.

DIE EIGENE FÄHIGKEIT ZUR ANGSTBEWÄLTIGUNG ERKENNEN

Die folgenden Fragen können Ihnen dabei helfen, Ihre Ängste anzugehen. Sie nennen nicht nur zentrale Themen, um die Ihre Ängste kreisen, sondern ermöglichen Ihnen auch eine Einschätzung des Grades Ihrer Fähigkeit zur Bewältigung der Angst.

- In welchen Beziehungen zu anderen Menschen stecke ich? Bin ich all diesen Beziehungen gewachsen? Vor welchen Beziehungen zu anderen Menschen scheue ich zurück? Bin ich auf andere Menschen angewiesen – und warum?
- Wie ist es derzeit um mein Selbstwertgefühl bestellt? Kann ich das Potenzial, das mir zur Verfügung steht, ausleben? Kann ich die Möglichkeiten, die mir das Leben bietet, ausschöpfen?
- Wie gern lebe ich? Wie groß ist mein Vertrauen in meine Fähigkeiten?

Die Beantwortung der nebenstehenden Fragen gibt Ihnen Aufschluss darüber, wie es um Ihre Fähigkeit zur Überwindung der Angst bestellt ist.

Medikamente – nur in schweren Fällen

Medikamente sind in der Angsttherapie dann unverzichtbar, wenn es sich um besonders schwere Angst- oder Panikzustände handelt. Oft sind sie das einzige Mittel, die körperlichen Symptome so weit unter Kontrolle zu bringen, dass der Betroffene überhaupt erst dazu in der Lage ist, auch andere Therapiemöglichkeiten zu nutzen. Eine ganze Reihe von Medikamenten können die Häufigkeit von Panikattacken reduzieren und die Intensität des Angsterlebnisses dämpfen.

Medikamente können nur vorübergehend eine Hilfe, aber keine Dauerlösung sein. Der Weg ins »künstlich geschaffene Wohlbefinden« ist eine Sackgasse, kein Neuanfang.

✳ **Begleitende Therapie** Grundsätzlich sollte neben der Gabe von Medikamenten immer eine begleitende Therapie wie Verhaltenstraining, Entspannungsübungen oder Gesprächstherapie bei einem Psychologen – als Einzelsitzung oder in der Gruppe – stattfinden. Sobald die gewählte Behandlung Erfolge zeigt, können und sollten die Medikamente abgesetzt werden. Denn diese können wohl die überschießenden Angstsymptome dämpfen, doch lösen sie nicht die seelischen Probleme, die der Angst zugrunde liegen.

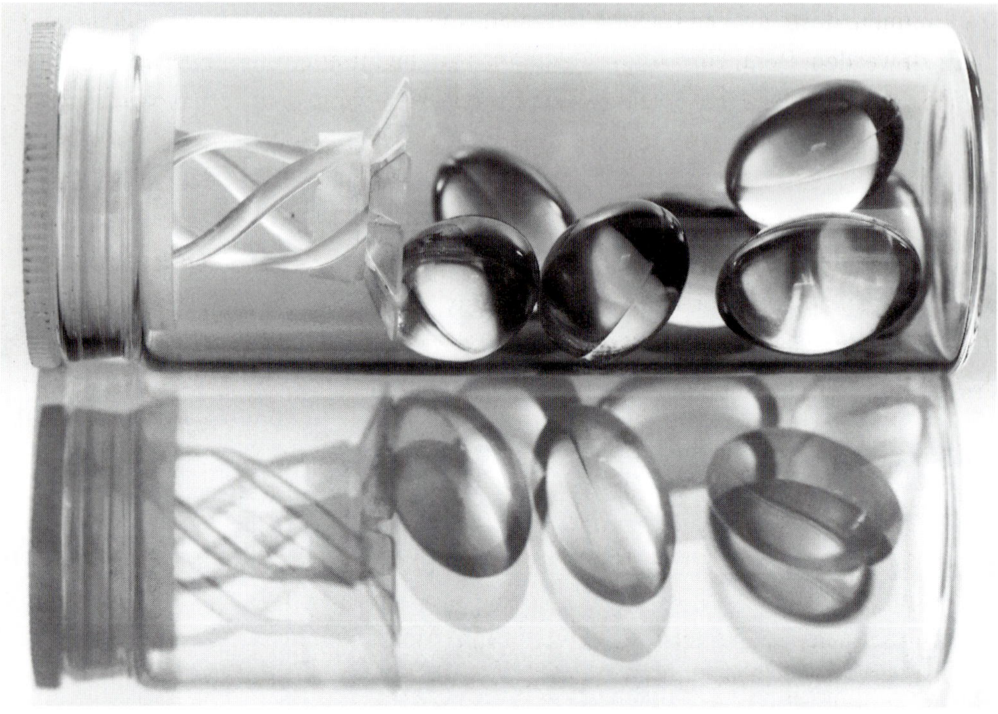

MEDIKAMENTE GEGEN DIE ANGST

Die heutigen Medikamente sind sehr zuverlässig, da sie selbst bei schweren Ängsten schnell beruhigend wirken. Dazu gehören:

- Monoaminooxidasehemmer (Isocarboxazid, Phenelzin, Tranylcypromin)
- Trizyklische Antidepressiva (Desipramin, Nortriptylin, Amitriptylin, Imipramin)
- Benzodiazepine (Lorazepam, Diazepam, Alprazolam, Clonazepam)
- Betablocker(Propranolol)

✳ **Begrenzte Einnahmedauer** Je kürzer der Einnahmezeitraum des Medikaments – höchstens vier Monate – ist, und je größer die Anstrengungen des Patienten sind, daneben über andere praktische Angstbewältigungstechniken zum Erfolg zu kommen, desto größer sind die Chancen, von der Angst geheilt zu werden. Denn ganz unproblematisch ist die Einnahme von Psychopharmaka nie. Oft muss experimentiert werden, bis das passende Medikament und die richtige Dosierung gefunden sind. Bis dahin bleibt der Patient allein mit seiner Angst, wenn er nicht andere Behandlungsmöglichkeiten ergreift. Neben unerwünschten Nebenwirkungen machen die meisten dieser Medikamente bei Langzeitanwendung abhängig und führen zu Entzugserscheinungen. Die Rückfallquote von Medikamentensüchtigen ist zudem recht hoch.

Psychopharmaka können nur ein vorübergehendes Mittel der Angstbekämpfung sein. In schweren Fällen sind sie jedoch unverzichtbar. Durch ihren Einsatz kommt der Patient überhaupt erst wieder so weit zur Besinnung, dass er die zugrunde liegenden Probleme mental angehen kann.

IM BLICKPUNKT: DAS VERHALTEN ÄNDERN

Ziel einer Behandlung der Angst muss es sein, das Denken und die Handlungsgewohnheiten zu ändern. Nur so ist ein angstfreies Leben wieder möglich. Je eher andere Behandlungsansätze greifen, desto eher machen Sie Ihre Medikamente überflüssig.

Koffein, raffinierten Zucker und allergieauslösende Lebensmittel sollten Phobiker während der Angstbehandlung strikt meiden, da sie akute Angstschübe auslösen oder bereits vorhandene verstärken können.

WAS SIE BEI DER EINNAHME VON MEDIKAMENTEN BEACHTEN SOLLTEN

Beachten Sie bei der Verordnung von Medikamenten grundsätzlich Folgendes:

- Gehen Sie sicher, dass der Arzt, der Sie mit Psychopharmaka behandelt, Erfahrungen mit Angstpatienten hat. Er sollte Sie vorher sorgfältig untersucht und mit Ihnen gesprochen haben.
- Erkundigen Sie sich noch vor der Einnahme, wie lange es dauert, bis die Wirkung des verschriebenen Medikaments einsetzt. Dies ist von Fall zu Fall verschieden.
- Lassen Sie durch Ihren Arzt regelmäßig in kurzen Wochenabständen die Dosierung und Wirkung des Medikaments auf seine Aktualität hin überprüfen.
- Das Absetzen des Medikaments sollte schrittweise erfolgen, um mögliche Entzugserscheinungen zu mindern.
- Denken Sie bei den Entzugserscheinungen daran, dass diese Symptome nach einiger Zeit abklingen und dass Sie Ihre Angstprobleme jetzt eigenverantwortlich lösen müssen.

Mit Nahrungsmitteln Ängste unter Kontrolle bringen

Eine zweite wichtige Ergänzung bei der Angstbehandlung stellt die Ernährung dar. Mittlerweile ist erwiesen, dass sich der Mangel bestimmter Nährstoffe stark auf unsere Gefühle und sogar auf unsere Denkstrukturen auswirkt. Diese Defizite entstehen durch ein Übermaß an Stress, und Angst ist eine extreme Form von Stress.

- **Schädliche Substanzen meiden** Im Zusammenhang mit der Angst spielen jene Nährstoffe eine Rolle, die besonders negativ auf das Nerven- und Immunsystem wirken, indem sie

Unverträglichkeiten (Allergien) auslösen und so akute Angstschübe verursachen oder bereits vorhandene verstärken. Dazu gehören Koffein und raffinierter Zucker (siehe Seite 34f.), aber auch bestimmte Lebensmittel oder Chemikalien. Achten Sie auf Unverträglichkeitsreaktionen, oder lassen Sie von Ihrem Arzt einen Allergietest durchführen. Erforderlich ist dies vor allem bei Menschen, die sehr stark unter Ängsten oder unter Agoraphobie leiden. Auch bei Überreaktionen auf Stress, extremer Besorgtheit und Schüchternheit sowie zwanghaften Verhaltensweisen ist ein Test angezeigt.

✳ **Biostoffe ausreichend zuführen** Wenn Sie unter regelmäßigen Angstschüben oder Panikattacken leiden, sollten Sie Ihre bisherige Ernährungsweise kritisch unter die Lupe nehmen, da Sie einen besonders hohen Bedarf an Nährstoffen haben. Bis die Nährstoffdepots wieder aufgefüllt sind, dauert es oft Monate; deshalb sollten Sie eine langfristige Änderung Ihrer Ernährungsweise anstreben.

Der Verzehr biostoffreicher Nahrungsmittel unterstützt die Behandlung von Ängsten. Sie stärken die Widerstandskraft des Organismus.

Versuchen Sie sich vollwertig, vitamin- und ballaststoffreich zu ernähren. Dazu gehört der tägliche Verzehr von Gemüse und Obst. Wer sich nicht regelmäßig sportlich betätigt, sollte Fleisch und Fisch höchstens zweimal pro Woche verzehren. Essen Sie mehrmals am Tag und möglichst abwechslungsreich. Ziehen Sie hierzu auch die entsprechende Fachliteratur über Vollwertküche und vegetarische Ernährung zurate.

✳ **Vollwertigkeit anstreben** Biostoffe können ihre Aufgaben im Körper nicht allein erfüllen. Sie ergänzen und verstärken sich in ihrer Wirkung entweder gegenseitig oder im Verbund mit anderen. Deshalb ist die Vollwertigkeit Ihrer Ernährung entscheidend. Besprechen Sie gesonderte nebenwirkungsfreie Nahrungsergänzungen mit einem ernährungstherapeutisch geschulten Arzt.

NÄHRSTOFFE GEGEN DIE ANGST

Ihr Organismus wird besser mit Ängsten fertig, oder sie kommen erst gar nicht auf, wenn Sie regelmäßig auf eine ausreichende Zufuhr der folgenden Nährstoffe achten:

- Vitamine der B-Gruppe, vor allem Thiamin, Niazinamid und Cholin, Riboflavin, Biotin, Pyridoxin, Folsäure, Pantothensäure
- Kalzium
- Lebertran (Vitamin F; Kalziumverwerter)
- Aminosäuren, allen voran Glutamin und Gamma-Aminobuttersäure

Angst vor der Umwelt (Phobie)

Die Ängste von Phobikern sind irrational. Dennoch bilden sie sich ihre Ängste nicht ein, sondern erleiden sie tatsächlich – oft überfallartig in Form von Panikattacken.

Umweltängste sind Ängste, die in ganz bestimmten Situationen, im Zusammenhang mit bestimmten Aktivitäten oder Gegenständen auftreten. Dazu gehört die Angst vor Höhe und Tiefe ebenso wie die Angst vor weiten oder engen Räumen, vor Menschen(ansammlungen), vor bestimmten Tieren, beispielsweise Insekten oder Hunden, vor Gewitter, vor der Helligkeit des Tages, Bakterien und Viren oder auch spitzen und scharfen Gegenständen. Phobien sind irrational und dauerhaft, und die Bedrohung scheint ganz unabhängig von dem Menschen zu existieren, der sie empfindet.

Die meisten Phobiker wissen nur allzu gut, dass ihre Ängste irrational und bisweilen absurd sind, was die Qualen jedoch nicht mildert. Nicht selten werden sie von Panikattacken aus heiterem Himmel überfallen.

Verzicht auf Beweglichkeit und Freiheit

Der mit einer Phobie verknüpfte bedrohliche Bereich ist überschaubar und begrenzt. Aus chronischer Angst vor neuen Panikanfällen neigen Betroffene deshalb zu einem Vermeidungsverhalten; im Fall einer Agoraphobie z. B. verlassen sie das Haus nicht mehr, bei einer Klaustrophobie werden öffentliche Verkehrsmittel nicht mehr benutzt oder Kaufhäuser nicht mehr betreten. Die Betroffenen entziehen also ihrer Phobie den Nährboden, indem sie auf ihre Beweglichkeit und letztendlich auf einen Teil ihrer Freiheit verzichten. Um eine Phobie zu bewältigen, gilt es daher – wie bei allen anderen Ängsten, die sich nicht auf eine konkrete äußere Bedrohung beziehen –, ihre Bedeutung für den jeweiligen Menschen zu entschlüsseln.

Risikogruppen

Der Ursprung einer Phobie liegt häufig in der frühesten Kindheit. Zum Ausbruch kann es in jedem Lebensalter kommen. Phobiepatienten sind meistens Frauen zwischen 18 und 30 Jahren. Auch Kinder und ältere Menschen können unter Phobien leiden, nur werden sie bei ihnen meistens nicht erkannt. Extrem schüchterne, unternehmungsunlustige Kinder und ältere Menschen, die ständige Aufmerksamkeit von ihrer Familie einfordern, gehören im weitesten Sinn zu den Phobikern.

Ähnlich wie die ängstliche Persönlichkeit kann der Phobiker durch eine Reihe von Persönlichkeitsmerkmalen charakterisiert werden. Starres Regeldenken und übertriebenes Geltungsbedürfnis sind zwei wichtige Kennzeichen.

Das Persönlichkeitsprofil des Phobikers

Der typische Phobiker kann durch bestimmte Persönlichkeits- und Entwicklungsmerkmale charakterisiert werden. Dies ist bei der Selbstanalyse sehr hilfreich.

- In ihrer Kindheit sind Menschen, die später vermehrt zu Phobien neigen, hyperaktiv und äußerst gefühlsbetont, was auch durch ein empfindliches Nervensystem begründet sein kann.
- Untersuchungen ergaben, dass erwachsene Phobiker häufig zu Zwanghaftigkeit neigen und sich extrem kritisch, perfektionistisch sowie unflexibel zeigen.
- Sie sind in der Regel vorsichtig, ergreifen ungern selbst die Initiative und arbeiten gut und zuverlässig nach Anweisung.

Phobiker finden sich selbstverständlich auch in leitenden Positionen, nur wird hier der Beruf als Steuerrad durchs Leben verstanden.

* Vorgaben jeglicher Art, allgemein gültige Normen und Werte sind wie bei der ängstlichen Persönlichkeit sehr wichtig für den Phobiker. Dies zeigt sich auch bei der Wahl des Partners, der die Rolle des »Steuermanns« in einer Beziehung übernehmen soll.
* In Gefühlsangelegenheiten – eigenen wie denen anderer Menschen – sind Phobiker äußerst empfindsam. Zukunftsangst und die Sorge, was andere über sie denken könnten, bestimmen Phobiker ebenso häufig wie ihr übertriebenes Bedürfnis, anderen zu gefallen.
* Ebenfalls typisch sind die Absichtserklärungen von Phobikern, was sie in ihrem Leben, an ihrem Beruf, im Kleinen oder im Großen ändern möchten. Da es ihnen jedoch im Grunde an Selbständigkeit fehlt und ihre Angst sie lähmt, sind sie oft nicht in der Lage, ihren Absichten Taten folgen zu lassen.

Höhenangst

Die Höhenangst ist eine der verbreitetsten Phobien. Die Betroffenen haben im übertragenen Sinn Schwierigkeiten, mit »Höhe« im Leben zurechtzukommen – ein Hinweis auf ihre »Standortunsicherheit«.

Eine Phobie, unter der viele Menschen leiden, ist die Höhenangst. Beim Bergsteigen, auf einem Aussichtsturm, auf einem Balkon und bisweilen schon in einer Höhe von einem Meter über dem Boden haben sie das Gefühl, vor ihnen tue sich ein riesiger Abgrund auf, und bisweilen verspüren sie sogar den Zwang zu springen. Der Höhenphobiker ist immer davon überzeugt, dass er fallen wird, selbst wenn kein konkreter Anlass dazu besteht.

Hintergrund: Standortunsicherheit

Höhenangst kann tatsächlich durch das einmalige Erlebnis eines folgenschweren Hinfallens oder Sturzes verursacht sein. Tiefenpsychologisch sieht man die Höhenangst als Symbol für

Unsicherheit. Der Höhenphobiker befürchtet den Verlust seiner Überlegenheit, oder er scheut – ganz im Gegenteil – die Über-Heblichkeit, also in der »Höhe« nicht am richtigen Ort im Leben zu sein. Höhenangst hat also in erster Linie mit unserer persönlichen Einstellung zum Leben zu tun: Wie alle anderen Ängste auch konfrontiert sie uns mit der Frage nach unserem Standort und unserem Stehvermögen im Leben, nach unserer Handlungskompetenz und damit nach unserer Selbständigkeit.

FRAGEN ZUR HÖHENANGST

- Ist meine Selbständigkeit wirklich aufrichtig?
- Was bedeuten Höhe und Tiefe im geistig-seelischen Sinn für mich?
- Wie leicht trete ich in Krisensituationen die Flucht an?
- Wie gut grenze ich mich nach außen ab? Wie sehr neige ich dazu, mich von Situationen überschwemmen zu lassen, und wie weit werde ich von den Bedürfnissen anderer Menschen eingenommen?

Wie Sie Ihre Höhenangst behandeln

Neben der Ursachenklärung der Phobie können Sie auch versuchen, Ihre Höhenangst mit folgenden Übungen zu behandeln:

Die paradoxe Intention (oder Intervention) ist eine ausgeklügelte Technik, welche die Angst dadurch zu überwinden sucht, dass sie deren Symptome ganz bewusst erzeugt bzw. verstärkt.

1. Paradoxe Intention. Diese Behandlungsmethode ist bei fast allen Formen der Angst nützlich. Ihr Ziel ist es, alle angstauslösenden Szenarien in ihr Gegenteil umzumünzen. Sie macht sich dabei einen Mechanismus zunutze: Wenn Sie versuchen, der Angst auszuweichen oder sie zu bekämpfen, verstärken Sie in der Regel die Symptome. Der Trick bei der paradoxen Intention besteht darin, diese Symptome ganz bewusst zu erzeugen, zu verstärken, um sie zu beherrschen.

Versuchen Sie sich Ihre Angst vorzustellen, wie Sie in Ihnen aufsteigt. Versuchen Sie dann, diese Angst zu verstärken, indem Sie sich sagen: »Ich will jetzt ganz viel Angst haben. Ich will, dass sich meine Angst verstärkt, bis mir die Knie zittern. Ich will, dass meine Angst so stark ist, dass ich kaum mehr zum Atmen komme«, u. Ä. Da Ihre Angst, indem Sie sie herbeiwünschen, Sie nicht mehr hinterrücks überfallen kann, entgleitet sie Ihnen.

Die Technik der allmählichen Konfrontation setzt auf eine schrittweise Annäherung an die angstauslösende Situation, um ihr durch Gewöhnung die Bedrohlichkeit zu nehmen.

2. Allmähliche Konfrontation. Üben Sie regelmäßig die Überwindung Ihrer Angst in einem Gebäude mit mehreren Stockwerken und der Möglichkeit, zwischendurch auf einer Feuerleiter oder einem Balkon nach außen zu treten. Bei dieser Übung sollte immer eine Person Ihres Vertrauens anwesend sein. Sie sollte unten stehen bleiben, für Sie sichtbar und hörbar sein, Sie gegebenenfalls ermutigen und immer wieder hinaufschicken, bis Sie alle Stockwerke überwunden haben.

Beim ersten Mal gehen Sie – so schnell wie möglich – in das erste Stockwerk des Gebäudes. Stellen Sie sich dann ebenso rasch an das offene Fenster, auf den Balkon oder die Feuerleiter, und bleiben Sie hier etwa 15 Minuten lang. Ignorieren Sie während der ganzen Zeit Ihre Gedanken und Gefühle, und konzentrieren Sie sich nur auf die Übung und das nächste Stockwerk.

Dieselbe Übung führen Sie im zweiten, dritten usw. Stockwerk durch, insgesamt eine Stunde lang. Wenn Sie das letzte Stockwerk erreicht haben, ist die allmähliche Konfrontation erfolgreich beendet.

Flugangst

Als beängstigend erleben manche Menschen auch Höhe und Tiefe in einem Flugzeug. Sie fühlen sich in erster Linie der Technik ausgeliefert und abhängig von der Zuverlässigkeit anderer Menschen. Da die Betroffenen keine Möglichkeit der

Kontrolle über ihr Schicksal mehr sehen und auf das Fluggeschehen keinen Einfluss nehmen können, werden sie in ihrer Vorstellung mit einem möglichen Absturz und ihrem Tod konfrontiert. Verstärkt wird die Angst durch die als bedrückend empfundene Enge des Raumes und das Eingeschnürtsein durch den Gurt.

Hintergrund: Mangelnde Selbstsicherheit

Die Möglichkeit eines Flugzeugabsturzes ist zwar nicht zu leugnen, doch statistisch gesehen ist das Fliegen mit seinen zahlreichen Sicherheitsvorkehrungen sicherer als die Fahrt mit dem Auto zum Einkaufen. Die Flugangst konfrontiert uns – wie andere Ängste auch – mit unserem Selbstbewusstsein und damit, wie wir uns selbst beurteilen, denn Sicherheit und Berechenbarkeit gewinnen wir nur aus uns selbst: Wir erleben unsere Wirklichkeit so beängstigend oder so angstfrei, wie sie uns erscheint.

Jenseits aller berechtigten Versuche, Kontrolle über die Wirklichkeit zu erlangen, müssen wir begreifen, dass wir uns Sicherheit letztlich nur selbst geben können.

FRAGEN ZUR FLUGANGST

- Inwieweit kann ich mich anderen Menschen öffnen und anvertrauen und warum?
- Wie sehr versuche ich, die Dinge um mich herum zu verändern und zu kontrollieren?

Wie Sie Ihre Flugangst behandeln

Wenn die Angst vor dem Fliegen die einzige ist, unter der Sie leiden, ist sie sehr leicht zu bewältigen. Sollten andere Ängste hinzukommen wie eine Agoraphobie, kann es etwas länger dauern, die Angst vor dem Fliegen in den Griff zu bekommen: Je stärker die Flugangst ist, desto größer ist die Wahrscheinlichkeit, dass der Betreffende noch unter einer Vielzahl anderer Ängste leidet.

Die Macht der Gedanken - auch in Angstsituationen ist die gedankliche Veränderung ein wirksames Mittel, um diese zu entschärfen. Entspannungs- und Atemtechniken lenken Ihre Gedanken in unverfänglichere Bahnen.

1. Verhaltenstraining. Menschen, die beruflich viel mit dem Flugzeug unterwegs sind, kann ein Verhaltenstraining helfen, das von einigen Fluggesellschaften angeboten wird.

2. Nährstoffkombination. Auch die folgende Nährstoffkombination, die Sie sich in jeder größeren Apotheke zusammenstellen lassen können, hat sich als sehr hilfreich bei Flugangst erwiesen, die mit Angst vor engen Räumen gekoppelt ist. Nehmen Sie die angegebene Dosis eine Stunde vor dem Start ein und alle vier Stunden während des Fluges.

- 2000 Milligramm Kalziumlaktat
- 1000 Milligramm Pantothensäure
- 500 Milligramm Vitamin B_1
- 2000 Milligramm Cholin
- 300 Milligramm Aspirin
- 5000 Mikrogramm Biotin

3. Die Einstellung ändern. Machen Sie sich klar, dass Sie das Flugzeug genauso wenig wie die Crew kontrollieren können. Mit Hilfe der Entspannungstechniken, insbesondere der Atemtechniken in Kapitel 4, können Sie Ihre Gedanken und Gefühle in andere Bahnen lenken und an ihnen arbeiten. Sollten Sie zusätzlich zur Flugangst an einer Klaustrophobie (siehe nächsten Abschnitt) leiden, versuchen Sie zuerst diese zu bewältigen, bevor Sie Ihre Angst vor dem Fliegen angehen.

Angst vor geschlossenen Räumen (Klaustrophobie)

Die Kleinheit des Raumes ist bei der Klaustrophobie weniger ausschlaggebend als die Menge an Platz, die dem Einzelnen zur Verfügung steht: Der Klaustrophobiker fühlt sich wie in einer Falle. Hinzu kommt, dass er genau weiß, die Angst steigt unausweichlich auf, sobald er sich wieder in einem von ihm als eng empfundenen Raum befindet. Dies führt zum Dauerfrust, da die Angst wie vom Schicksal verhängt erscheint.

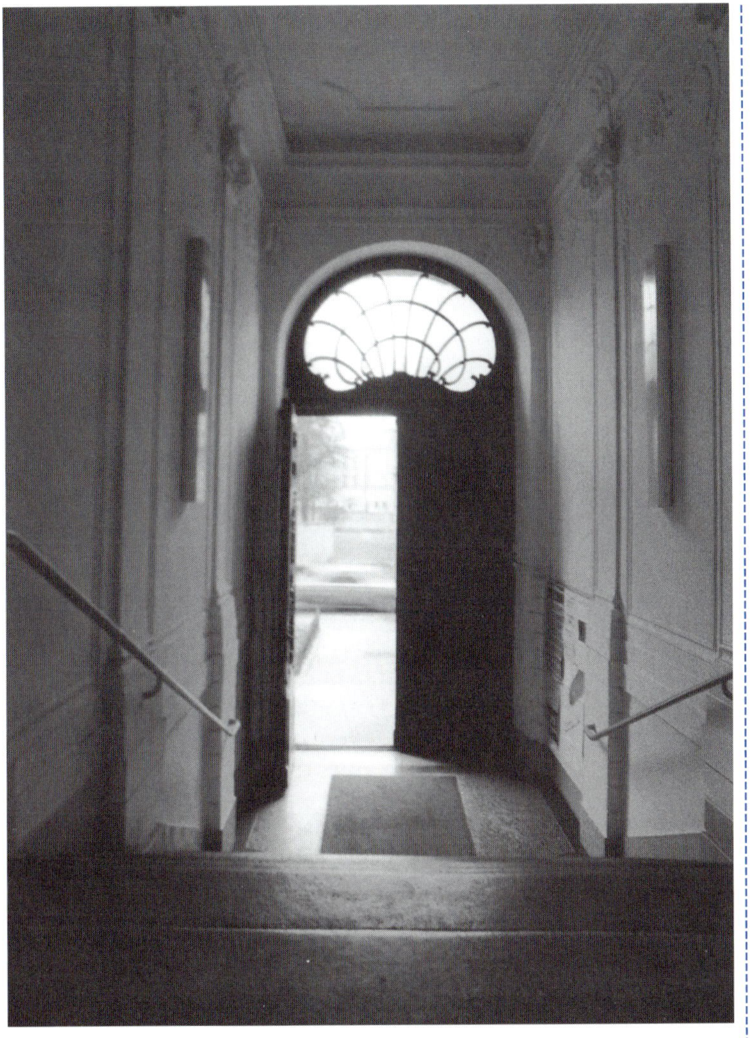

Wenn räumliche Grenzen – oft in Verbindung mit Dunkelheit – Angst auslösen, muß der Betroffene einen Schritt über die Angst hinaus wagen, in dem er seinen Lebensbereich erweitert und sich so die Möglichkeit eines Triumphes einräumt.

Hintergrund: Unzureichende Selbstfürsorge

Klaustrophobiker sind grundsätzlich unfähig, sich in eingeengten oder eingeschränkten Lebenssituationen genügend Handlungsspielraum zu verschaffen, weil sie sich zu wenig um die Verwirklichung ihrer Fähigkeiten und Talente gekümmert haben. Sie werden von Eindrücken und Reizen überflutet, sind gelähmt vor Angst, und die als quälerisch empfundene Enge raubt ihnen den Atem und die Energie, die nötig dazu wären, diesen Raum so auszuweiten, dass er ihnen ausreichend Platz zur Selbstentfaltung bietet. Gleichzeitig neigen Klaustrophobiker dazu, sich selbst und die Menschen in ihrer Umgebung ständig zu beobachten und deren Verhalten immer auf sich zu beziehen, was von einer enormen Unsicherheit herrührt. Meistens ist eine gescheiterte Lebenskonzeption der Hintergrund für diese Phobie.

FRAGEN ZUR KLAUSTROPHOBIE

* Wie ist es um meine Selbständigkeit bestellt?
* Was bedeuten Freiraum und Spielraum für mich?
* Wie sehr beschäftigen mich die Ansichten und Bedürfnisse anderer Menschen?
* Bin ich mit dem, was ich erreicht habe, glücklich? Was würde ich am ehesten ändern?

Der Klaustrophobiker sorgt sich zu wenig um die Verwirklichung seiner Fähigkeiten und Talente. Er verzichtet auf sein Recht, den Platz im Leben einzunehmen, der ihm von seiner Persönlichkeit her gebührt.

Wie Sie Ihre Klaustrophobie behandeln

Wenn die Klaustrophobie so weit fortgeschritten ist, dass sie zu ständigem Vermeidungsverhalten zwingt – also den Besuch von Kaufhäusern, Kinos, gesellschaftlichen Veranstaltungen zu unterlassen –, sollte man eine psychotherapeutische Beratung in Erwägung ziehen. Denn die Selbstbehandlung kann hier nur eine Teillösung sein. Fachkundige Unterstützung ist auch anzuraten, wenn Sie das Gefühl haben, dass Ihr Leben chaotische Formen annimmt und Ihnen entgleitet, wenn Sie mit anderen Menschen nicht zurechtkommen und sich nicht in der Lage fühlen, dies aus eigener Kraft zu ändern.

1. Hormonelles Ungleichgewicht beseitigen. Achten Sie darauf, ob sich die Angstanfälle während hormoneller Unausgewogenheit häufen, vor allem in der prämenstruellen Phase und in der Menopause. Diese können die seelische Stabilität der Frauen stark beeinträchtigen. Nehmen Sie beim prämenstruellen Syndrom (PMS) 14 Tage vor der Periode täglich 6–8 Kapseln Nachtkerzenöl und während der Periode täglich 1–2 Kapseln ein.

2. Lebensmittelunverträglichkeit und Allergien ausschließen. Lassen Sie von Ihrem Hausarzt überprüfen, ob bei Ihnen eine Tendenz zu Lebensmittelunverträglichkeit oder anderen Allergien besteht. Diese können Ihr Immunsystem derartig belasten, dass Sie anfälliger für Angst- und Panikattacken werden.

3. Für ausreichende Energien sorgen. Nehmen Sie zur Stärkung Ihrer Energien vormittags und nachmittags 1–2 Kaliumtabletten (500 Milligramm) ein – so lange, wie Sie sich abgespannt und schwach fühlen. Denn Sie benötigen Ihre ganze Kraft, um am bestehenden Zustand etwas zu ändern.

4. Signalgeprägte Entspannung. Diese Desensibilisierungstechnik wirkt der Entstehung von Panikattacken schrittweise entgegen. Sie lernen, bei einem bestimmten Signal, das Sie sich geben, Entspannung zu empfinden. Dieses Signal kann körperlicher Natur sein, wie beispielsweise das Zusammenpressen von Daumen und Zeigefinger, aber auch geistiger Art, indem Sie sich etwas ganz Bestimmtes vorstellen, das die Entspannung bewirkt.

✳ Zunächst erlernen Sie eine Methode, die Ihnen tiefe Entspannung bringt. Besonders Atemübungen bieten sich hierzu an (siehe Seite 113). Sie können aber auch auf andere Übungen zurückgreifen, die Ihnen zusagen. Stellen Sie sich während der Übung ein bestimmtes Bild vor, z. B. eine Hängematte, die unter Bäumen schaukelt, oder eine friedliche Landschaftsszene, oder pressen Sie Daumen und Zeigefinger bzw. Mittelfinger zusammen. Im Verlauf von einigen Wochen verbindet Ihr Unterbewusstsein dieses Signal mit Entspannung.

Die signalgeprägte Entspannung ist eine Desensibilisierungstechnik, bei der ein bestimmtes körperliches oder visuelles Signal mit der Entspannungsempfindung gekoppelt wird. Das Unterbewusstsein speichert schließlich diese Kombination – das Reaktionsmuster in angstauslösenden Situationen ist somit verändert.

- Sobald Sie Angst verspüren, geben Sie sich das Signal. Anfangs kann sich die Angstreaktion durch das Signal noch verstärken. Erfolge stellen sich wiederum erst nach einigen Wochen ein. Ganz auslöschen kann jedoch auch diese Übung Ihre Angst nicht. Dazu bedarf es häufig anstrengender und langwieriger Seelen-Arbeit.

Angst vor weiten Räumen (Agoraphobie)

Das Sicherheits- und Fürsorgebedürfnis des Agoraphobikers kann für seinen Partner und seine Familie zur unerträglichen Belastung werden; sie sind gefordert, dem Betroffenen alles abzunehmen, wozu er aufgrund seiner Phobie nicht in der Lage ist.

Ein Mensch, der unter Angst vor weiten Räumen leidet, fühlt sich von Weite überfordert – das Problem des Agoraphobikers ist also dem des Klaustrophobikers genau entgegengesetzt. Je begrenzter der Raum, die Wohnung, das Haus, die Zimmer, in denen er sich aufhält, oder auch der Ort, an dem er lebt, desto geborgener fühlt er sich. Dieses »enge« Verhältnis drückt sich auch in der Beziehung zu anderen Menschen aus, auf die der Agoraphobiker dringend angewiesen ist, weil er ohne ihre Begleitung das Haus nicht verlassen kann.

Oft ist die Familiensituation sehr angespannt, da der Patient ständig nach Befriedigung seiner Bedürfnisse verlangt. Ablehnung verstärkt sein Sicherheitsbedürfnis; dies setzt einen zerstörerischen Mechanismus in Gang, der unter Umständen zur Auflösung der Bindung oder der Familie führt.

FRAGEN ZUR AGORAPHOBIE

- Was bedeutet mir Nähe?
- Wie stark bin ich auf andere Menschen, meine Eltern, meinen Partner oder meine Partnerin angewiesen?
- Bin ich als erwachsener Mensch den Anforderungen, die das Leben tagtäglich an mich stellt, gewachsen?
- Inwieweit handle ich selbstverantwortlich?
- In welchen Situationen fühle ich mich besonders allein gelassen?

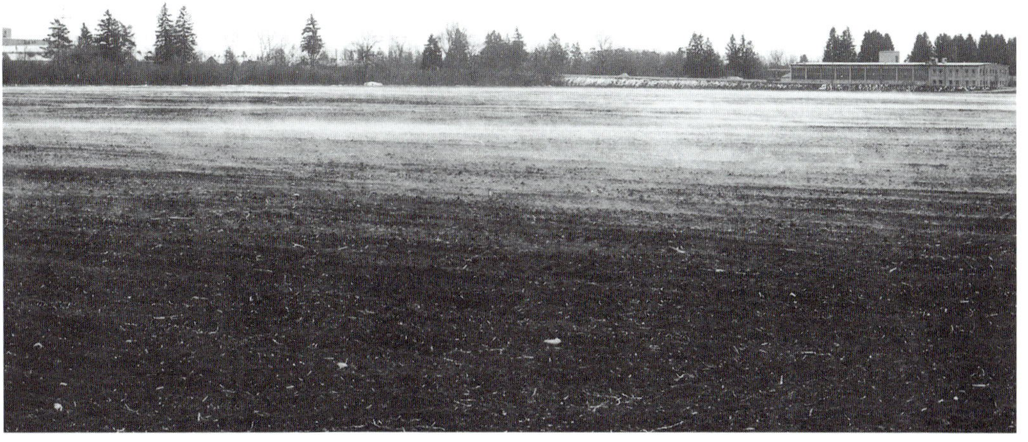

Bei der Agoraphobie reagiert der Betroffene auf das Gefühl des Ausgesetztseins und der Verlorenheit in der Weite nur mit Rückzug und Zwangsisolation – eine gefährliche Spirale.

Lebensbedrohliche Panikattacken

Agoraphobie ist mit schweren Panikattacken verbunden, die den Betroffenen heimsuchen, sobald er aus seiner Geborgenheit heraustritt. Sie wirken auf lange Sicht zerstörerisch, da sie lähmen, handlungs- und letztlich auch arbeitsunfähig machen. Die körperlichen Empfindungen während einer Panikattacke sind beim Agoraphobiker sehr heftig, so dass er um sein Leben fürchtet. Ist die erste Attacke überstanden, beginnt häufig ein ausgeprägtes Vermeidungsverhalten. Die Angst, in der Öffentlichkeit von einem Anfall heimgesucht zu werden, vor einer möglichen Ohnmacht, vor körperlichen Komplikationen, kann sich so weit verstärken, dass der Patient das Haus nicht mehr verlässt, nicht mehr auf die Straße oder zum Einkaufen geht und Menschenmengen meidet. Viele Agoraphobiker empfinden ihr Leben schließlich als einen Alptraum oder als unwirklich.

Hintergrund: Familiengeschichte und Veranlagung

Die Symptome einer Agoraphobie treten meist bei Frauen gegen Ende der Pubertät oder Anfang 20 auf. Eine Agoraphobie ist meist in der Familiengeschichte der Betroffenen nachweisbar und durch die Veranlagung zu einer entsprechenden Empfindlichkeit bedingt. Der Ausbruch folgt häufig auf ein traumatisches Erlebnis oder eine Panikattacke hin. Agoraphobiker neigen zu übermäßigem Alkoholgenuss, um ihrer Angst zu entfliehen, und leiden oft unter weiteren Phobien.

Wie Sie Ihre Agoraphobie behandeln

Agoraphobiker scheinen unfähig zu sein, zwischen ihrer Person und ihrer Umgebung zu unterscheiden, sondern gehen stattdessen in ihr auf. Angst-Arbeit mit einem vertrauenswürdigen Therapeuten ist hier dringend angezeigt.

Grundsätzlich sollte bei einer stark ausgeprägten Agoraphobie mit einem Psychotherapeuten zusammengearbeitet werden, denn die Heilung kann einige Zeit dauern. Gerade für Agoraphobiker ist eine Vertrauensperson äußerst wichtig. Daneben sollte es sich der Patient zur Gewohnheit machen, Atem- und Entspannungsübungen (siehe Seite 110ff.) durchzuführen, die ihm ein besseres Körpergefühl vermitteln. Auch die folgenden Ratschläge und die unter dem Beschwerdebild »Klaustrophobie« (siehe Seite 76) genannten sollte er beherzigen.

1. Lebensmittelallergie ausschließen. Bei vielen Agoraphobikern kann eine Lebensmittelallergie die Panikattacken auslösen. Überprüfen Sie Ihre Nahrungsmittel darauf, ob sie bei Ihnen Reizzustände oder Benommenheit bewirken. In Zweifelsfällen suchen Sie einen Arzt auf, der Ihre Allergiebereitschaft austestet. Auch eine erhöhte Empfindlichkeit gegen Chemikalien kann Panikattacken auslösen.

2. Nährstoffergänzungen. Die folgenden Nährstoffergänzungen bestehen aus Aminosäuren und Vitaminen. Sie sollten über ein Jahr lang neben dem psychologischen Training oder der Therapie eingenommen werden. Sie helfen nebenwirkungsfrei bei Beschwerden und können die Rückkehr zur Normalität beschleunigen.

- Thiamin: 3-mal täglich 500 Milligramm
- Knoblauchöl in Kapseln: 12 Kapseln täglich
- Ein gutes Multivitaminpräparat (in der Apotheke nachfragen)

3. Positive Gedanken entwickeln. Versuchen Sie die Denkmuster zu ändern, die Ihre Angst- und Panikzustände begleiten – z. B.: »Wie schrecklich, es geht schon wieder los. Warum muss ich das durchstehen? Ich ertrage das nicht mehr. Ich ersticke. Ich muss sterben. Ich werde verrückt…« –, indem Sie schon bei den ersten Anzeichen mit positiven Gedanken gegensteuern. Am besten lernen Sie einige der folgenden Merksätze auswendig; sagen Sie sie sich innerlich ganz ruhig vor. Auch diese Übung benötigt ihre Zeit, bis sich Erfolge einstellen:

Positive Gedanken in Form von standardisierten Merksätzen lassen sich der aufkeimenden Angst wirkungsvoll entgegensetzen. Nebenstehend finden Sie einige Beispiele.

- »Diese Symptome treten auf, weil ich daran gewöhnt bin. Eine bestimmte Situation löst körperliche Symptome aus. Diese Reaktion ist ganz normal, und sie wird mit der Zeit verschwinden.«
- »Ich atme so, dass sich meine Bauchdecke beim Einatmen hebt und beim Ausatmen senkt. Beim Einatmen öffne ich den Mund, beim Ausatmen schließe ich ihn und atme durch die Nase.«
- »Meine Angst ist nicht lebensgefährlich. Ich habe schon viel schlimmere Attacken ausgehalten.«
- »Ich habe schrecklich Angst, aber ich werde das überstehen. Ich kann das.«
- »Auch diese Angst geht vorüber. Gleich ist es vorbei, dann bin ich sehr froh und erleichtert.«
- »Ich lasse keine negativen Gedanken im Zusammenhang mit meiner Angst mehr aufkommen. Das sind eingefahrene Muster, die ich mir mit der Zeit abgewöhnen kann.«

Wenn es Ihnen mit diesen Selbstgesprächen gelungen ist, die Symptome in den Hintergrund zu drängen, können Sie

Ihre Angst angehen, indem Sie versuchen, die signalgeprägte Entspannung herbeizuführen, auf Ihre Bauchatmung zu achten oder sich während des Angstanfalls abzulenken.

4. **Signalgeprägte Entspannung** (siehe Seite 79).

5. **Ablenkung.** Durch Ablenkung vermeiden Sie die Fixierung auf Ihre körperlichen Vorgänge. Richten Sie beim ersten Anflug von Angst Ihr Augenmerk auf Dinge in Ihrer Umgebung.

- Nehmen Sie z. B. einen Kaugummi in den Mund, und konzentrieren Sie sich stark auf den Geschmack.
- Riechen Sie an einem Taschentuch, auf das Sie einen Tropfen Lavendel- oder Pfefferminzöl (aus der Apotheke) geben, und konzentrieren Sie sich ganz auf den Duft.
- Beobachten Sie genau, was um Sie herum vorgeht. Sehen Sie sich andere Menschen an, wie sie sich bewegen. Studieren Sie genau das Muster des Teppichs oder der Tapete. Zählen Sie die Bücher in einem Regal oder die Fenster an einem Gebäude.
- Schließen Sie die Augen, und hören Sie genau auf alle Geräusche in Ihrer Umgebung.
- Zählen Sie langsam und konzentriert von 100 rückwärts.
- Versuchen Sie sich an den Text eines Gedichts oder Liedes zu erinnern, und sagen Sie ihn vor.

Der gelegentliche Rückzug aus Gesellschaft ist eine natürliche Reaktion. Anzeichen einer sozialen Phobie liegen jedoch vor, wenn aus Sorge vor einem »negativen« Urteil der Umgang mit anderen Menschen gänzlich gemieden wird.

Angst vor anderen Menschen (soziale Phobie)

Die Angst vor anderen Menschen ist ein weites Feld. Sie kann sich in extremer Schüchternheit ebenso wie in einem ausgeprägten Einzelgängertum äußern und sich bis zum Verfolgungswahn steigern. Wo die Grenze zu einem krankhaften Verlauf zu ziehen ist, lässt sich bei einer sozialen Phobie schwer sagen. Sicher ist, dass sie die Entwicklung eines Menschen zur selbstbewussten Persönlichkeit hemmt und ihn vieler Lebensmöglichkeiten beraubt. Als krankhaft zu bezeichnen ist die soziale Phobie zweifellos, wenn die Sorge überhand nimmt, ständig beobachtet und von anderen beurteilt zu werden, so dass sich der Betroffene aus Gesellschaft völlig zurückzieht.

Hintergrund: Gestörtes Verhältnis zu Autorität, mangelnde Selbstdarstellung

Soziale Phobien entwickeln sich zwischen dem 10. und dem 30. Lebensjahr. Männer sind häufiger betroffen als Frauen. Oft kommt die soziale Phobie lange Zeit nicht zum Vorschein. In der Regel fürchten sich soziale Phobiker vor Autoritäten, Institutionen, dem Arbeitgeber und allen Personen, denen in der Gesellschaft Macht und Einfluss zugesprochen werden. Infolge mangelnder Übung im Umgang mit anderen ist es für die Betroffenen schwer, ihre Gefühle auszudrücken.

Der sozialen Phobie liegt grundsätzlich ein gestörtes Verhältnis zu Autoritätspersonen zugrunde, von deren Gewicht der Betroffene sich erdrückt fühlt, so dass er seine eigene Persönlichkeit gar nicht zur Geltung zu bringen weiß.

Häufig leiden sie unter ihrem Mauerblümchendasein und lassen ein stellvertretendes Leben in Tagträumen entstehen, in denen sie ihren negativen Gefühlen entfliehen können. Die Neigung zum Alkoholismus ist weit verbreitet. Zur Angst vor anderen Menschen gesellen sich oft weitere Ängste hinzu, wie die Angst davor, in der Öffentlichkeit zu essen, zu erröten, zu zittern, ohnmächtig zu werden oder zu erbrechen.

FRAGEN ZUR ANGST VOR ANDEREN MENSCHEN

- Was bedeutet mir die Meinung der anderen in meinem Leben?
- Wie aktiv gehe ich gegen Dinge an, die mir nicht gefallen?
- Welcher Art sind die Gefühle, wenn ich an mein Umfeld denke?
- Fällt es mir schwer, Verpflichtungen und Verantwortung für andere zu übernehmen?
- Wie frei bin ich wirklich? Wie oft denke ich an andere Menschen, und welche Bedeutung habe ich in ihren Augen?

Aus seiner Betroffenheit herauszukommen, nicht immer alles auf sich zu beziehen, sich in seiner Bedeutung für andere Menschen zurückzunehmen – dies sind die ersten Pflichtübungen für den sozialen Phobiker.

Wie Sie Ihre Angst vor anderen Menschen behandeln

1. Distanz zum Ich schaffen. Versuchen Sie gedankliche Distanz zwischen Ihrem Ich und den anderen Menschen zu schaffen. Überlegen Sie, ob irgendetwas von dem, was Ihnen heute zu schaffen macht, in einigen Jahren noch relevant ist. Nehmen Sie sich zurück, und schrauben Sie Ihre Bedeutung für andere Menschen herunter. Jeder ist eine eigene Persönlichkeit, mit seinen individuellen Sorgen, Ängsten und Schwächen. Es gibt keinen Menschen, der keine Angst hat.

2. Das eigene Verhalten ändern. Nehmen Sie sich Verhaltensänderungen vor, schreiben Sie Ihre Ziele auf einen Pappkarton, und hängen Sie ihn dort auf, wo Sie ihn jeden Tag sehen können, am besten in die Küche oder ins Badezimmer über das Waschbecken. Ziele könnten sein:

- »Ich will mehr Augenkontakt suchen.«
- »Ich will mehr auf eine aufrechte Körperhaltung achten.«
- »Ich möchte geschickter werden im Gespräch.«

3. Gegen die Angst andenken. Die folgende Übung hat sich bei regelmäßiger Anwendung als sehr erfolgreich erwiesen.

- Setzen Sie sich in einem ruhigen Zimmer auf einen bequemen Stuhl, und schließen Sie die Augen. Atmen Sie ruhig ein und aus.
- Beginnen Sie an Ihre Ängste zu denken, jedoch weniger analytisch und nach den Ursachen forschend als den Gefühlen auf den Grund gehend. Dramatisieren Sie diese Gefühle in Gedanken immer weiter, um festzustellen, was Ihnen an anderen Menschen wirklich zu schaffen macht. Steigern Sie sich so weit in diese Gedanken hinein, wie es möglich ist, ohne die Fassung zu verlieren.
- Kurz vor dem Umkippen sagen Sie leise: »Lass das« oder »Hör auf« oder »Es reicht« oder »Ich will nicht mehr«. Schrecken Sie sich damit richtig auf.
- Gleich im Anschluss versuchen Sie Ihren negativen Gedan-

ken möglichst positive Formulierungen entgegenzusetzen oder Ihre Urteile abzumildern.

* Sobald ein negativer Gedanke aufkommt, sprechen Sie wieder einen der Sätze, der ihn aufhält, und stellen einen positiven dagegen.
* Machen Sie dieses Verhaltenstraining etwa 15 Minuten am Tag, und wiederholen Sie es 4- bis 5-mal pro Woche.

4. Sich sportlich betätigen. Erkundigen Sie sich bei der Volkshochschule oder dem örtlichen Sportverein nach Angeboten, und überlegen Sie, welche Sportart am besten zu Ihnen passt. Wenn Sie lange keinen Sport mehr getrieben haben, tut Ihnen vielleicht Gymnastik oder Konditionstraining, zu dem Sie keine Vorbereitung brauchen, gut. Buchen Sie den Kurs für zwei bis drei Monate, und besuchen Sie ihn regelmäßig. Sie werden feststellen, dass das verbesserte Körpergefühl, das Sie durch den regelmäßigen Sport gewinnen, sich positiv auf Ihr Selbstbewusstsein auswirkt. Vielleicht lernen Sie hier auch Menschen kennen, die Ihnen sympathisch sind.

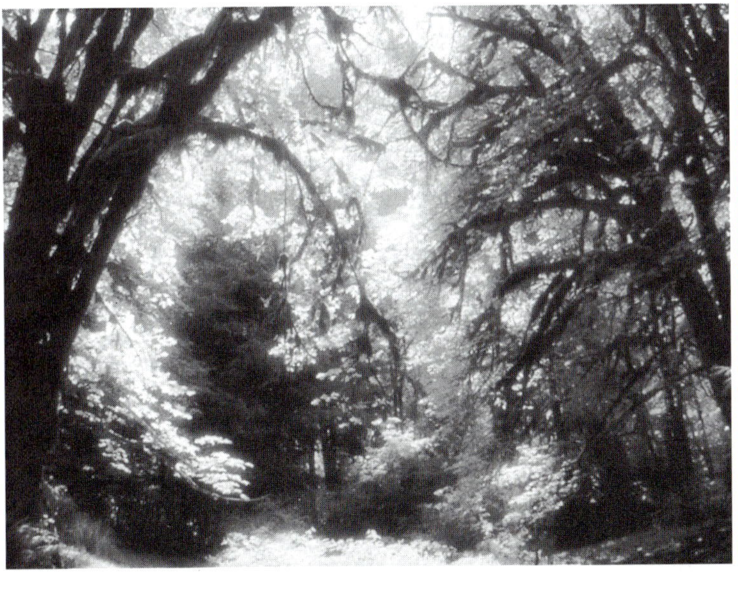

Wer den Wunsch hat, seine Angst zu besiegen, darf nicht in das Angstgefühl eintauchen, sondern muss ihm aktiv entgegentreten.

5. Theater spielen. Wenn Sie bei der Bewältigung Ihrer Angst schon Fortschritte erzielt haben, so dass Sie sich vorstellen können, kreativ in einer kleinen Gruppe zu arbeiten, erkundigen Sie sich bei der Volkshochschule, der Universität oder der Gemeinde nach freien Laienspielgruppen oder nach Theaterinitiativen, die zeitlich begrenzt sind. Gerade schüchterne und zunächst ängstliche Menschen haben viel Fantasie und Einfühlungsvermögen bewiesen, die es ihnen ermöglichen, Theaterrollen auszufüllen und so auch eigene Gefühlsinhalte kreativ zu verarbeiten. Zudem sind die Kritik und die Anerkennung, die Sie in der Gruppe erfahren, immer aufrichtig, und auch Sie sind angehalten, die anderen Mitglieder entsprechend zu beurteilen.

Angst vor dem Arzt

Das Hauptproblem des »Arztphobikers« liegt darin, dass er den Arzt nicht als Partner sieht, der ihm zur Gesundung verhelfen will, sondern als übermächtige Autoritätsperson, der er sich unterwerfen muss. Letzteres kann jedoch nicht im Interesse des Arztes liegen.

Die Angst vor dem Arzt und den mit dem Arztbesuch verbundenen Umständen wie Spritzen, Schmerzen, Wunden – oder beim Zahnarzt dem Geräusch des Zahnbohrers – gehört zu den häufigsten Ängsten. Diese Erwartungsangst kann sich zu körperlichen Angstsymptomen auswachsen. Im schlimmsten Fall umgeht der Betroffene den Arztbesuch und kann so seine Gesundheit ernstlich gefährden.

Hintergrund: Negative Erfahrungen, Beschämung, fehlendes Zutrauen

Bei vielen Menschen liegen unangenehme Erfahrungen mit Ärzten zugrunde, die entweder mit Schmerz verbunden, von einem geringen Behandlungserfolg oder wenig Zutrauen begleitet waren. Bei anderen Betroffenen resultiert die Arztphobie aus dem Wissen um die Unberechenbarkeit des eigenen Körpers und die grenzenlose Macht, die man dem Arzt bei der Behandlung zugesteht. Man befürchtet, sich vor dem Arzt lächerlich zu machen, die Selbstkontrolle zu verlieren, sich nicht mehr bewegen zu können. Kurz: Der Patient empfindet die Situation als nicht mehr steuerbar und fühlt sich dem Arzt hilflos ausgeliefert.

Ein Arzt kann zwar nicht die Lebensprobleme seiner Patienten lösen, aber er kann – über seine fachliche Kompetenz hinaus – das Vertrauen vermitteln, dass sie in Phasen der Hilflosigkeit gut bei ihm aufgehoben sind.

FRAGEN ZUM ARZTBESUCH

- Wie ist es um mein Verhältnis zu Autoritätspersonen bestellt?
- Wie offen kann ich über meine körperlichen und seelischen Schwächen sprechen? Wie peinlich ist es mir, über diese Dinge mit einem anderen zu reden?
- Was für ein Verhältnis habe ich zu meinem Körper? Ist er für mich vor allem eine Maschine, die funktionieren muss, oder betrachte ich ihn eher als Teil eines Ganzen? Nehme ich meinen Körper an, oder bin ich unzufrieden mit ihm?

Wie Sie Ihre Angst vor dem Arzt behandeln

1. Den richtigen Arzt wählen. Die Wahl des behandelnden Arztes ist nicht nur bei ausgeprägten Ängsten vor dem Arzt wichtig. Ein Arzt kann den Patienten entlasten und ihn unter Umständen wie ein guter Partner durchs Leben begleiten. Dazu sind vor allem Sachkenntnis und Einfühlungsvermögen vonnöten.

- Machen Sie sich die Wahl Ihres Arztes nicht zu leicht, und schieben Sie sie nicht auf, bis Sie im Krankheitsfall auf schnelle Hilfe angewiesen sind. Erkundigen Sie sich im Bekanntenkreis nach Empfehlungen. Bringen Sie in Erfahrung, ob er ein Vertreter der klassischen Schulmedizin ist, die sich schwerpunktmäßig am biotechnischen Modell des Menschen orientiert, oder ob er im Sinn einer ganzheitlich ausgerichteten Medizin behandelt, die den Einfluss von Geist und Seele auf den Körper mit einbezieht.

Beunruhigung während der (zahn)ärztlichen Behandlung ist Kindern immer abträglich. Eltern sollten sie daher nur in den Behandlungsraum begleiten, wenn sie selbst der Situation nervlich gewachsen sind.

WENN KINDER ANGST VOR DEM ARZT HABEN

Kinder im Alter zwischen drei und fünf Jahren sind besonders anfällig für Angst – ausgelöst vor allem durch fremde Örtlichkeiten und andere Menschen. Hinzu kommt, dass Kinder in diesem Alter noch kein ausreichendes Selbstbewusstsein entwickelt haben.

1. Der richtige Umgang bis zur Behandlung

✳ Bei der Vorbereitung des Kindes auf den Arztbesuch ist es besonders wichtig, dass Sie es möglichst entspannen, aber auch, dass Sie ehrlich zu ihm sind, wenn beispielsweise eine schmerzhafte Behandlung beim Arzt erfolgt. Es ist zwecklos, wenn Sie es mit einem Geschenk vorher günstig stimmen wollen oder wenn Sie den Besuch beim Arzt herunterspielen.

✳ Setzen Sie sich mit Ihrem Kind zusammen, und spielen Sie sein Lieblingsspiel, bis Sie das Gefühl haben, es ist gut gelaunt und aufnahmebereit. Sprechen Sie dann mit ihm über den Arztbesuch. Beschreiben Sie, was sich beim Arzt abspielen wird, wie die Praxis aussieht, das Wartezimmer, wer sind die Helferin und der Arzt selbst. Wenn die Behandlung schmerzhaft sein kann, bereiten Sie es sanft darauf vor: »Wenn du eine Spritze bekommst, piekst es.« Oder Sie machen das Geräusch eines Zahnbohrers nach bzw. lassen es Ihr Kind imitieren.

2. Mit oder ohne Eltern?

✳ Wenn Sie selber Angst vor dem Arzt haben, ist es unsinnig, wenn Sie Ihr Kind in den Behandlungsraum begleiten. Kindern ist Beunruhigung während des Arztbesuches abträglich, eine überängstliche Mutter oder ein nervöser Vater schadet ebenso, wie wenn sie ungeduldig zu mehr »Härte« ermahnen.

WENN KINDER ANGST VOR DEM ARZT HABEN

Achten Sie bereits im Vorfeld besonders darauf, ob der behandelnde Arzt, den Sie ausgesucht haben, gut mit Kindern umgehen kann.

✳ Je angstfreier Ihre Einstellung ist, desto besser können Sie Ihr Kind selbst unterstützen. Dann können Sie es bei der Diagnose begleiten und es ablenken, wenn eine Behandlung unangenehm sein sollte – ein kleineres Kind etwa durch mitgebrachte Spielsachen, ein größeres, indem Sie sich mit ihm über etwas unterhalten, was überhaupt nichts mit der aktuellen Situation zu tun hat. Es ist wichtig, dass vor allem die ersten Besuche beim Arzt einigermaßen positiv verlaufen, da sonst der Arzt zu einer angsteinflößenden Person aufgebaut wird. Bei ängstlichen Kindern erweisen sich die Diagnose und Behandlung als äußerst schwer.

3. Rooming-in

Sollte ein operativer Eingriff anstehen, erkundigen Sie sich vorher, ob Sie im Krankenhaus übernachten können. In vielen Kinderkliniken wird dies heute angeboten, da man den Kleinen nach dem Eingriff nicht auch noch Trennungsängste zumuten möchte.

Das Rooming-in ist ein heute von vielen Kinderkliniken angebotener Service, der den Eltern die Übernachtung bei ihren Kindern im Krankenhaus ermöglicht, wenn eine Operation ansteht.

✳ Teilen Sie dem Arzt mit, dass Sie große Angst ausstehen. Äußern Sie Ihre Bedenken, die Sie bezüglich der ein oder anderen Behandlungsart haben. Sprechen Sie schon beim ersten Mal über mögliche seelische Probleme, die meist zu den Krankheitsauslösern zählen. Sagen Sie ihm auch, wenn Sie Angst vor bestimmten Krankheiten haben oder vor Eingriffen und Schmerzen. Bitten Sie ihn ferner darum, immer den Zweck einer Behandlung zu erklären und was sie im Körper bewirkt. Er soll Ihnen vorher sagen, wenn sie Schmerzen verursacht.

Ein solches Vertrauensverhältnis wird im Lauf der Zeit Ihre Angst vor dem Arzt abbauen.

2. Atemübung. Führen Sie vor dem Arztbesuch, wenn Sie noch zu Hause sind, in aller Ruhe die entspannende Atemübung »Prana Yama« (siehe Seite 114) durch.

3. Positive Gedanken entwickeln. Sobald Sie die Wohnung verlassen, sollten Sie sich gegen alle negativen Gedanken, die in Ihnen beim Thema »Arzt« aufkommen, abschirmen. Sagen Sie sich z. B.: »Ich habe keine Lust, jetzt an dramatische Folgen zu denken.« Machen Sie sich Mut, etwa: »Ich habe schon Schlimmeres durchgestanden« oder »Ich bin stark«. Oder versprechen Sie sich für nachher eine Belohnung.

4. Nährstoffergänzung. Bei leichten bis mäßigen Ängsten nehmen Sie eine Stunde vor dem Besuch drei Kalziumlaktattabletten (à 365 Milligramm). Sie haben keine Nebenwirkungen zusammen mit anderen Medikamenten oder einer Betäubungsspritze.

5. Paradoxe Intention (siehe Seite 73). Diese können Sie im Wartezimmer durchführen.

6. Ablenkung (siehe Seite 84). Sie ist ebenfalls ein geeignetes Mittel zur Überbrückung der Zeit im Wartezimmer.

Wie Sie Ihre Angst vor dem Zahnarzt behandeln

Örtliche Betäubung mittels Spritze und Ablenkung durch beruhigende Musik (Walkman) während der Behandlung können die Angst vor dem Zahnarztbesuch vermindern.

Für viele Menschen ist der Weg zum Zahnarzt der schlimmste Arztgang schlechthin. Sie empfinden die Ohnmacht als unerträglich, wenn sie auf dem Behandlungsstuhl sitzen und der empfindliche Kopfbereich untersucht oder behandelt werden muss. Hinzu kommt die Angst vor Schmerzen bei der Behandlung, die der häufigste Angstauslöser sind.

Alle Tips zum Umgang mit der Angst vor dem Arzt (siehe Seite 88ff.) gelten auch für die Angst vor dem Zahnarzt, insbesondere auch die Auswahl des Zahnarztes. Darüber hinaus sollten Sie Folgendes beachten:

1. Örtliche Betäubung erwägen. Erkundigen Sie sich bei der Terminvereinbarung nach der Möglichkeit einer örtlichen Betäubung, und erklären Sie, dass Sie Angst vor der Behandlung haben. Ein verständnisvoller Zahnarzt wird einfühlsam darauf eingehen.
2. Walkman aufsetzen. Fragen Sie, ob Sie während der Behandlung Ihren Walkman (mit beruhigender Musik) aufsetzen können, um das Bohrergeräusch nicht zu hören. Manche Zahnarztpraxen bieten von sich aus Kopfhörer an.

Angst vor Tieren und Insekten

Psychologen sind sehr häufig mit der Angst vor solchen Lebewesen konfrontiert. Kein geringer Teil der Menschen hat einen Ekel vor Spinnen, Hunden oder anderen Tieren. Diese Angst wird jedoch im Allgemeinen eher als lästig denn als quälend empfunden, denn sie schränkt den täglichen Handlungsspielraum des Betroffenen nur ein, wenn er dem Tier begegnet. Die meisten haben überdies vor einer bestimmten Tiergattung Angst.

Tierphobien entstehen schon in der Kindheit. In besonders verwundbaren Phasen können sich bestimmte Erfahrungen mit Tieren festsetzen und so lange verhaftet bleiben, bis man sich zu Gegenmaßnahmen entscheidet.

Der Angst vor Tieren ist der Mensch seit Anbeginn seines Auftretens in der Evolution ausgesetzt – sie ist also etwas ganz Natürliches. Die Grenze zur krankhaften Form ist jedoch überschritten, wenn der Betreffende in Erwartung einer Panikattacke Ausschau nach dem ihn ängstigenden Tier hält.

Hintergrund: Schreckhaftigkeit und symbolische Bedeutung

Die Angst vor Tieren ist im Menschen entwicklungsgeschichtlich tief verwurzelt, denn Schlangen und Spinnen werden seit jeher als potenziell gefährlich eingestuft. Grundsätzlich rührt die Angst vor Tieren jedoch daher, dass sie in unseren Augen unberechenbar sind und ihr Aussehen und ihre spontanen Reaktionen uns erschrecken können, wenn wir nicht an sie gewöhnt sind. Manche Tiere, wie etwa die Spinne oder der

Hund, sind mit einem bestimmten Symbolgehalt befrachtet, der die Lebenssituation des Betroffenen widerspiegeln kann. Schließlich können uns Angsttiere bis in Alpträume hinein verfolgen.

Prüfen Sie sich anhand der nebenstehenden Fragen zur Hunde- und Spinnenphobie, ob sich hinter Ihrer Tierangst nicht Probleme in Ihrer gegenwärtigen Lebenssituation verstecken.

FRAGEN ZUR HUNDEPHOBIE

- Bin ich bereit, mich für meine Familie oder meinen Partner selbst aufzugeben?
- Wie sehr machen mir Fremdes oder fremde Menschen Angst?

Ein gefährliches Stadium ist erreicht, wenn der Betroffene damit beginnt, in Angst vor einer möglichen Panikattacke ständig Ausschau nach dem ihn ängstigenden Tier zu halten, oder wenn die Tierphobie Depressionen heraufbeschwört. Der Übergang von Tierphobien zu zwanghaften Handlungen wie Wasch- und Kontrollzwang ist oft fließend.

FRAGEN ZUR SPINNENPHOBIE

- Wie stark ist mein Eigenleben ausgeprägt?
- Lebe ich in erster Linie nach den Ansprüchen und Bedürfnissen meines Partners? In welchem Ausmaß passe ich mich seinen Wünschen an?
- Was würde geschehen, wenn ich von einem Tag auf den anderen vollkommen allein dastünde?

Wie Sie Ihre Tierphobie behandeln

Bei sehr stark ausgeprägter Angst vor bestimmten Tieren empfiehlt sich der Besuch eines Therapeuten. Darüber hinaus gibt es einige Möglichkeiten der Selbstbehandlung:

1. Positive Gedanken entwickeln (siehe Seite 92).

2. Signalgeprägte Entspannung (siehe Seite 79).

3. Selbstanalyse und Information. Beantworten Sie schriftlich die Fragen des folgenden Analyseprogramms. Sollte Ihnen das ein oder andere dabei unangenehm sein, versuchen Sie es aus Ihrem Kopf zu verbannen und fortzufahren.

- Welche waren die ersten drei Situationen, an die ich mich im Zusammenhang mit dem Tier, vor dem ich Angst habe, erinnern kann?
- In welchen Träumen kam das Tier vor?
- Was passierte, als ich dem Tier tatsächlich begegnete?
- Wo geschah dies und unter welchen Umständen?
- Was ängstigt mich an diesem Tier am meisten?
- (In einem Satz:) Was ist die Hauptursache meiner Angst vor dem Tier? (Z. B.: Man kann das Tier nicht unter Kontrolle bringen.)

Genaue Informationen über das Angst-Tier helfen, es zu »entmythologisieren«, und nehmen ihm so seine erschreckende Wirkung.

Wenn Sie die schriftliche Analyse durchgeführt haben, besorgen Sie sich aus der Buchhandlung oder der Bibliothek möglichst wenig bebildertes Informationsmaterial über das Tier, vor dem Sie Angst haben.

Studieren Sie die Texte, und ziehen Sie anschließend noch einmal Ihre Selbstanalyse heran. In den meisten Fällen dämpft die Information über das Tier die Angst.

4. Visualisierung (siehe Seite 104).

Angst vor Krankheiten

Im Gegensatz zur hypochondrischen Angst, die gedanklich um verschiedenste Beschwerden kreist und allgemein um den möglichen Verlust der Gesundheit, ist die Angst vor der Krankheit immer konkret, beispielsweise vor Bakterien- und Virenerkrankungen. Je aktueller und schwerer Krankheiten sind, und je ausführlicher sie in der Presse besprochen werden, wie etwa Pilzerkrankungen, AIDS oder Krebs, desto eher werden sie zu unmittelbaren Auslösern der Angst für Menschen, die dafür anfällig sind.

Ein gestörtes Verhältnis zur eigenen Körperlichkeit, das oft durch eine lustfeindliche Erziehung bedingt ist, sowie mangelndes Vertrauen in die Funktionstüchtigkeit der »Stoffwechselfabrik« Körper können die Auslöser pathologischer Ängste vor Erkrankungen sein.

Hintergrund: Gestörtes Körpergefühl, Todesangst

Ursache ist die Angst vor dem Verlust der Kontrolle über das eigene Leben und damit vor dem Tod. Die Angst des Gesunden vor einer bestimmten Krankheit kann mit einer traumatischen Erfahrung zusammenhängen, aber auch damit, dass er seinen Körper als wenig verlässlich und verletzbar empfindet. Fehlen das Grundvertrauen in die Funktionstüchtigkeit des eigenen Körpers und Informationen über körperliche Vorgänge, kann dies eine Phobie heraufbeschwören, die die Betroffenen an nichts anderes mehr denken lässt. Berührungsängste mit der Umwelt, wie beispielsweise im Fall einer Bakterienphobie, und eine erschwerte Lebensführung sind die Folgen. Mit der Zeit können sich tatsächlich psychosomatisch verursachte körperliche Beschwerden einstellen (siehe Seite 48).

FRAGEN ZUR ANGST VOR KRANKHEITEN

- Wie sehr kann ich mich auf meinen Körper verlassen?
- Wie gut kann ich Unangenehmes abwehren?
- Wie häufig lasse ich Dinge zu, die mir nicht zusagen und mit meiner Lebenskonzeption nicht übereinstimmen? Wann fühle ich mich dabei besonders unwohl?
- Wie sehr lasse ich fremde Einflüsse in meinem Leben zu?

Wie Sie Ihre Angst vor Krankheiten behandeln

Jeder von uns trägt Verantwortung für seinen Körper durch die Lebensweise, die er gewählt hat: also durch die Bewegung und die Ruhe, die er sich gönnt; durch die Nahrung, die er sich tagtäglich zuführt; durch den pfleglichen Umgang mit Geist und Seele.

1. Ein gesundes Körpergefühl entwickeln. Um ein besseres Körperbewusstsein – und damit Selbstbewusstsein – zu entwickeln, sind Yoga- und Atemübungen (siehe Seite 113ff.) ein wirksames Hilfsmittel. Wichtig ist auch, dass Sie sich ganz bewusst für einen besseren Umgang mit Ihrem Körper entscheiden, denn für alle Gesundungsprozesse – seien sie körperlicher oder seelischer Natur – ist Ihre aktive Mitarbeit vonnöten. So unternehmen Sie etwas gegen Ihre Angst, ohne sie zu unterdrücken. Jedes entschlossene Handeln verringert die Angst.

2. Nährstoffergänzungen. Nehmen Sie entweder 3-mal täglich Thiamin (à 200 Milligramm) oder 3-mal täglich Kalziumlaktat (à 500 Milligramm) ein.

3. Negative Gedanken abblocken. Wenn Sie die Angst einholt, weil Sie eine bestimmte körperliche Veränderung wahrnehmen, versuchen Sie es mit folgender Strategie, die Sie von der Vorstellung, es könne sich um eine Krankheit handeln, ablenkt. Ballen Sie eine Hand zur Faust, starren Sie sie an, und denken Sie nur an Ihre Hand und die Kraft, die Sie im Moment ausüben. Versuchen Sie den Druck so weit wie möglich zu verstärken. Dann führen Sie dieselbe Übung mit der anderen Hand durch – 3-mal täglich jeweils 5 Minuten lang.

Um von der zwanghaften Beobachtung bestimmter körperlicher Erscheinungen und Veränderungen loszukommen, ist Ablenkung notwendig. Die nebenstehende Übung zeigt, wie Ihnen dies gelingt.

Angst vor der Bewährung

Ängste vor der Bewährung oder des Versagens hängen entweder mit bestimmten Situationen zusammen, also der Situation in der Schule oder am Arbeitsplatz, oder sie sind an die eigene Person geknüpft. Positiv gesehen hilft die Angst vor der Bewährung dabei, sich vor einer zu erbringenden Leistung, beispielsweise einem Auftritt vor Publikum, zu sammeln und zu konzentrieren. Das Lampenfieber ist dabei, sofern es nicht so stark ausgeprägt ist, dass es die Leistung einschränkt, ein produktiver Faktor: Höchstleistungen vollbringt der Mensch nur selten bei absolutem Gleichmut und Angstfreiheit. Mit dem Gelingen lassen die Ängste vor der Bewährung nach einiger Zeit nach oder verschwinden völlig. Zusätzlich ist damit eine Stärkung des Selbstbewusstseins verbunden.

Anerkennung und Selbstwertgefühl

Lampenfieber, eine typische Begleiterscheinung im Zusammenhang mit Ängsten vor der Bewährung, hat zwei Seiten: Einerseits kann es zu Höchstleistungen anspornen, andererseits kann es die Entfaltung der schöpferischen Kräfte behindern.

Angst vor der Bewährung haben nicht nur Menschen, die Spitzenleistungen vollbringen möchten, auch wenn sie bei ihnen wesentlich stärker ausgeprägt sein dürfte. Kinder müssen damit ebenso fertig werden wie Erwachsene, besonders diejenigen, die zur Erreichung oder Erhaltung ihres Selbstwertgefühls Anerkennung benötigen. Erfüllt der Betroffene die an ihn gestellte Leistung nicht, so kann dies sein Lebensgefühl insgesamt schwer beeinträchtigen: Sein Selbstbild bricht zusammen.

Dass das zugrunde liegende Verständnis von Selbstwert auf tönernen Füßen steht, ist ebenso offensichtlich wie bei demjenigen, der nach äußerer Anerkennung giert, um sich selbst schätzen zu können.

Die richtige Einstellung zur Leistung

Gleich, welcher Art die Bewährung ist – die Eltern sind für die Entwicklung von Versagensängsten hauptverantwortlich. War die Erziehung des Kindes durch häufiges Bewerten und Korrigieren geprägt, was die Anpassung an die Arbeitswelt erleichtern sollte, wurde der Keim zu Unselbständigkeit und dem Angewiesensein auf äußeren Zuspruch gelegt. Leistungen sind

FRAGEN ZUR ANGST VOR PRÜFUNGEN

- Ist diese Prüfung wirklich ganz allein meine Sache?
- Wer profitiert außer mir von der Prüfung, sofern ich sie bestehe?
- Wer leidet unter der Prüfung, wenn ich versage?

mit einem Makel behaftet: Sie *müssen* erfüllt werden, und die Forderung der Erfüllung wird als bedrückend empfunden.

Der Gegenentwurf besteht in einer Erziehung, in der das Kind die Überlegenheit der Eltern auf bestimmten Gebieten zwar anerkennt, aber im Lauf seines Reifungsprozesses erfährt, dass es sich ihnen wie auch anderen Autoritäten gegenüber seine Selbständigkeit und Freiheit bewahren kann. Letzteres ist die Grundlage für ein gesundes Selbstbewusstsein. Leistung wird hier als Erfüllung einer Aufgabe angesehen, die man innerlich bejaht.

Angst vor der Schule

Diese Art von Angst hat vielfältige Ursachen. Faktoren der Anfälligkeit dafür sind ein noch schwach ausgeprägtes Selbstbewusstsein und eine erhöhte Empfindsamkeit, gekoppelt mit der mangelnden Fähigkeit, sich angemessen zur Wehr zu setzen. Und Gegner hat das schulängstliche Kind mehr als genug. Das können bestimmte Lehrer sein, die sich unsensibel verhalten oder ungerecht strafen, aggressive Mitschüler oder ein bedrohliches, bis hin zur Kleinkriminalität neigendes Umfeld: Drogenhandel und der Gebrauch von Waffen sind an manchen städtischen Schulen heute keine Seltenheit mehr.

Das schulängstliche Kind richtet die Aufmerksamkeit ganz auf sich selbst. Dies schränkt sein Leistungsvermögen ein. Je länger seine Angst anhält, desto voreingenommener wird es sich selbst gegenüber, und es kalkuliert die Möglichkeit des Misserfolgs als selbstverständlich mit ein.

Das Verhalten des schulängstlichen Kindes

Statt sich mit seiner Schulangst auseinander zu setzen, ist das schulängstliche Kind ganz auf sich selbst konzentriert, was häufig zu einer allgemeinen Leistungsminderung führt. Schulangst ist immer Leistungsangst und soziale Angst zugleich, denn die eigenen Leistungen werden zwangsläufig mit denen der anderen Mitschüler verglichen. Abgesehen von schlechten Zensuren können sich Neigungen zum Nägelkauen, Stottern, Einzelgängertum, Unruhe und Nervosität entwickeln.

Kinder müssen beim Eintritt in das Schulleben erst einmal mit der vorübergehenden Trennung vom elterlichen Zuhause fertig werden. Je mehr sie zur Selbständigkeit erzogen wurden, desto besser gelingt dies.

Hintergrund: Trennungsängste

Ängste bei Kindern sind eine ganz natürliche Reaktion auf das Fremde, Neue und bisweilen gefahrvoll Erscheinende. Wie anfällig ein Kind jedoch für Schulangst ist, hängt stark mit der Ausprägung seiner Sensibilität zusammen und wie es die zeitweise Trennung vom Elternhaus verkraftet. Für Kinder ohne Kindergartenvorerfahrung leitet der Schulbesuch die erste Abnabelung vom Elternhaus ein, und sie müssen erst einmal damit fertig werden, dass die Aufmerksamkeit der beschützenden Personen nicht mehr allein ihnen gilt. Dieser Prozess des Teilens macht einigen Kindern schwer zu schaffen.

JUNGEN LEIDEN MEHR UNTER SCHULANGST

Unter ausgeprägten Ängsten leiden heutzutage 10 bis 15 Prozent aller Grundschulkinder und 5 bis 10 Prozent der Heranwachsenden zwischen Beginn der Pubertät und 18. Lebensjahr. Während allgemeine Ängste junger Menschen mit zunehmendem Alter nachlassen, wächst die Schulangst mit den höheren Jahrgangsstufen. 1,9 Prozent der 8-jährigen Jungen leiden darunter. Dieser relativ niedrige Prozentsatz schnellt bei den 13-jährigen Jungen auf 6,5 Prozent. Von den 8-jährigen Mädchen hingegen sind nur 0,9 Prozent und von den 13-jährigen 5 Prozent betroffen.

Hintergrund: Überbehütung

Ein zweiter Punkt ist der Verlust an Sicherheit, die Kindern bisher ihr Zuhause gegeben hat. Kinder, die aus behüteten oder autoritären Elternhäusern mit starrem Ordnungsrahmen kommen, sind meist angstbereiter als jene, deren familiären Verhältnisse flexibel sind. Dabei spielt vor allem das soziale Verhalten der Mutter als wichtigste Bezugsperson des Kindes

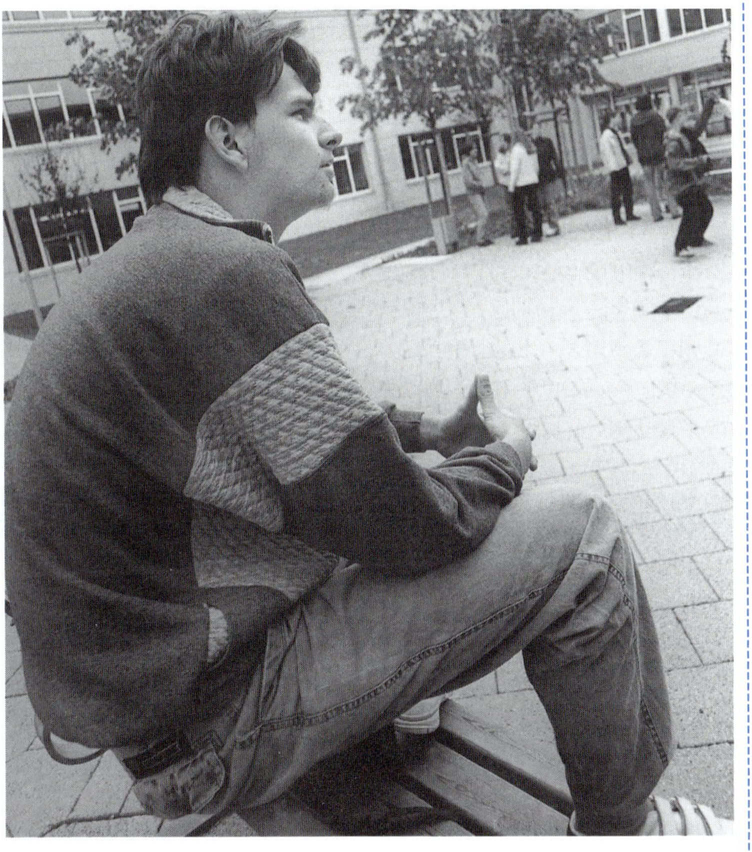

Mit der Angst vor dem eigenen Versagen, das an den Leistungen der übrigen Mitschüler gemessen wird, geht häufig eine Neigung zur Absonderung einher.

eine entscheidende Rolle. Denn je mehr sie das Kind behütet, ohne ihm gleichzeitig menschliche Wärme zu geben, desto mehr verstärken sich dessen Angstreaktionen.

Wie Ihr Kind mit seiner Schulangst besser fertig wird

Wenn Ihr Kind häufig erkrankt und der Schule nicht mehr gewachsen zu sein scheint, suchen Sie am besten mit ihm gemeinsam einen Kinderpsychologen auf. Meistens können Schulängste jedoch mit Hilfe der Eltern behoben werden.

1. Häusliche Freiräume schaffen. Die Eltern sollten sich einerseits um die Schaffung von mehr Freiraum (z. B. Befreiung von einigen häuslichen Pflichten) und andererseits um mehr emotionale Nähe zum Kind bemühen. Wissenschaftliche Untersuchungen haben ergeben, dass diesbezügliche Verhaltenskorrekturen der Bezugsperson des Kindes zu einer Minderung der Schulangst führten.

2. Selber Ängste zugeben. Stehen Sie in Gegenwart des Kindes zu Ihren Ängsten. Zeigen Sie, dass Sie schwach sind und dass es auch für Sie nicht einfach ist, mit einer Angst fertig zu werden. Dies hat Beispielcharakter für Ihr Kind.

3. Sich vitaminreich ernähren. Achten Sie darauf, dass Ihr Kind genügend Vitamine über die Ernährung zu sich nimmt. Besonders wichtig sind das in Obst (Zitrusfrüchten, Beeren) enthaltene Vitamin C und das in unbehandelten Vollwertprodukten enthaltene B-Vitamin Thiamin.

Das Ausmalen von Mandala-Vorlagen hilft Kindern, sich auf angenehme Weise sinnvoll zu beschäftigen und zu sammeln. Gerade nervöse und unruhige Schulanfänger können von dieser Entspannungsmethode profitieren.

4. Durch Mandala-Malen entspannen. Da jüngere Kinder sich mit Yoga- und Atemübungen in der Regel etwas schwer tun, ist das Ausmalen von Mandala-Motiven (siehe Seite 129) eine wertvolle Alternative, die schnell Erfolge zeitigt. Besonders nervöse und unruhige Kinder können sich mit den Kreisbildern, die während des Ausmalens ihre beruhigende Wirkung entfalten, auf angenehme Weise beschäftigen.

5. Sich körperlich bewegen. Wie beim Erwachsenen, so stärkt auch beim Kind ein gutes Körperbewusstsein das Selbstbewusstsein. Lassen Sie Ihr Kind verschiedene Sportarten ausprobieren, bis es eine gefunden hat, die ihm Spaß macht und leicht fällt. Dann kann es auch im Wettbewerb mit den anderen Kindern mithalten, was seine soziale Angst verringert.

6. Schulische Aktivitäten fördern. Die Schule ist nicht nur eine Institution, in der von den Kindern bestimmte Leistungen gefordert werden, sie bietet auch die Mitarbeit im Schultheater, Schulorchester oder -chor oder bei der Schülerzeitung an. Versuchen Sie Ihr Kind, sofern es Interesse an der ein oder anderen Tätigkeit zeigt, zum Mitmachen zu bewegen. Wenn mit der Schule positive Erfahrungen verknüpft werden, fällt auch der Unterrichtsbesuch insgesamt wieder leichter.

Angst vor Prüfungen

Die Bewährungsangst schlechthin ist die Angst vor Prüfungen, die meist im Lauf der Ausbildungsphase und Reifezeit eines Menschen absolviert werden. Die Prüfungsangst zeigt sich oft in (entschuldigenden) Äußerungen, dass Examina grundsätzlich ungerecht seien oder dort nicht die Intelligenz des Prüflings gefragt sei. Viele umgehen deshalb Prüfungen, was insofern verhängnisvoll ist, als in unserer Gesellschaft bestimmte Voraussetzungen in Form von Schul- oder Studienabschlüssen zumindest für den beruflichen Erfolg unverzichtbar sind.

Prüfungen sind für den persönlichen Reifungsprozess enorm wichtig: Sie beflügeln und setzen ungeahnte Kräfte frei oder machen uns darauf aufmerksam, dass unsere Begabungen woanders liegen. In jedem Fall macht uns die »schöne Anstrengung« (Kleist) näher mit uns bekannt.

Erfolg und Misserfolg

Wer unter starker Angst vor Prüfungen leidet, sollte sich darüber klar werden, dass er sich Prüfungen zu seinem ureigenen Nutzen unterzieht, da sie z.B. die Lebensqualität verbessern und die Unabhängigkeit fördern, etwa indem man ein Auto fahren oder ein bestimmtes Fach studieren kann. Zudem sind Prüfungen für den Reifungsprozess wichtig: Versagt der Prüfling, stößt er an Grenzen, die er vielleicht mit einer erneuten, sein Wachstum fördernden Kraftanstrengung überwindet, die ihn aber auch darauf aufmerksam machen können, dass seine Begabungen woanders liegen; bestandene Prüfungen dagegen stärken sein Ego und sein Selbstwertgefühl.

Hintergrund: Begrenzte Experimentiermöglichkeiten

Ebenso wie bei der Schulangst sind für die Entstehung der Angst vor Prüfungen maßgeblich die Erziehung sowie eine Veranlagung zur Ängstlichkeit verantwortlich. Versuchen Eltern, ihrem Kind einen zu starren Rahmen vorzugeben, so dass es wenig Raum zur spielerischen Entfaltung mit Erfolgs- und Misserfolgserlebnissen hat, kann es kein Gespür für seine Fähigkeiten und Grenzen entwickeln. Leistung wird als fremdbestimmt erfahren und nur noch um der Anerkennung willen vollbracht. Diese sucht der Heranwachsende dann bei Personen, die er als übergeordnet und überlegen betrachtet. Versagenserlebnisse beeinträchtigen sein Selbstwertgefühl.

Wie Sie Ihre Angst vor Prüfungen behandeln

1. Visualisierung

Die Visualisierung ist eine Technik der Angstvorwegbearbeitung. Man spielt in inneren Bildern die bevorstehende Prüfungssituation möglichst lebhaft durch, so dass sie ihren Schrecken verloren hat, wenn sie dann tatsächlich eintritt.

✳ Setzen Sie sich in ein ruhiges Zimmer, nehmen Sie Papier und etwas zum Schreiben zur Hand, und konzentrieren Sie sich. Stellen Sie sich die konkrete Situation vor, die Sie in Angst versetzt. Schreiben Sie auf, wie sich die Angst schrittweise aufbaut und wie Sie darauf reagieren (Prüfungsvorbereitung: leichte Angst – Gedanken an Misserfolg, Gefühl der Unlust – Ablenkung durch Fensterputzen, Zeitunglesen etc.; auf dem Weg zur Prüfung: mittelstarke Angst – Herzklopfen, Atemprobleme, enges Gefühl im Hals – sich selbst abfragen, angespannte Bewegungen; im Prüfungszimmer: Herzklopfen, Atembeschwerden – Stottern, verspannte Haltung).

✳ Setzen Sie sich dann bequem auf einen Sessel, und atmen Sie einige Minuten ganz normal ein und aus. Konzentrieren Sie sich dabei nur auf Ihren Atem. Stellen Sie sich jetzt die leichte Angst vor, wie Sie sie beschrieben haben. Atmen Sie heftiger ein und aus, und bleiben Sie bei den Bildern. Achten Sie auf Ihre Gefühle und das, was Sie tatsächlich körperlich empfinden. Stellen Sie sich vor, wie Sie in der Situation handeln, und bleiben Sie in dem Erregungszustand, in den Sie sich versetzt haben. Es ist sehr wichtig, dass Sie dem Zustand in Ihrem Inneren genau nachspüren. Versuchen Sie ihn so lange wie möglich auszuhalten. Wenden Sie sich dann Ihrem Angstgefühl direkt zu, indem Sie sich denken: »Ich möchte jetzt ganz genau wissen, was ich da in mir spüre.« Sie werden merken, wie Ihre Anspannung sinkt. Wiederholen Sie die Übung nach Belieben täglich eine Woche lang.

2. Entspannung. Führen Sie die Yoga-Übungen oder den Sonnengruß (siehe Seite 117ff., 124) täglich oder 2- bis 3-mal die Woche durch. Sie sind hervorragend für die längerfristige Prüfungsvorbereitung geeignet, da sie körperliche und seelische Anspannung lösen.

3. Atemübung. Unmittelbar vor der Prüfung sollten Sie die Atemübung »Prana Yama« (siehe Seite 114) durchführen. So regulieren Sie Ihren Atem und bleiben ruhig.

4. Nährstoffergänzungen. Nehmen Sie 2-mal täglich 1 Tablette eines guten Multivitaminpräparats oder 3-mal täglich und vor dem Schlafengehen 1 Tablette Kalziumlaktat (350 Milligramm). Meiden Sie außerdem vor der Prüfung koffeinhaltige Getränke, und versuchen Sie sich nicht mit Alkohol oder Nikotin zu »beruhigen« – die Wirkung ist gegenteilig.

5. Paradoxe Intention (siehe Seite 73). Führen Sie die Übung 1 Woche lang täglich vor der Prüfung durch.

6. Muskelanspannung. Diese Übung ist sehr gut im Vorfeld der Prüfung. Führen Sie sie vorher 2- bis 3-mal durch, damit Sie mit ihrer Wirkung vertraut sind.

- Atmen Sie tief ein, so dass sich Ihre Bauchdecke hebt, und pressen Sie Ihre Handflächen etwa einen halben Meter vor dem Brustkorb zusammen. Ihre Ellbogen sind dabei leicht angewinkelt. Versuchen Sie möglichst viel Druck auf Ihre Handflächen auszuüben, und halten Sie diesen für etwa 10 Sekunden oder so lange, bis Sie erschöpft sind.
- Atmen Sie während des Drückens ganz langsam aus, lassen Sie dann locker, und sagen Sie zu sich selbst: »Warm, warm, warm.« Diese Wärme können Sie in der Regel auch selber spüren. Schütteln Sie dann Ihre Arme und Hände aus. Führen Sie die Übung insgesamt 3-mal hintereinander durch.

Die Muskelanspannung ist eine Technik, die durch wechselweises Erzeugen von Druck – verbunden mit Wärmeentwicklung – und Loslassen eine innere Entspannung herbeiführt.

Ängste im Berufsleben

Existenz- und Leistungsangst

Druck und Stress in Form von nackter Existenzangst oder der Anforderung, bestimmte Leistungen innerhalb eines Geschäftsjahres zu erbringen, sind für viele Menschen, die im Berufsleben stehen, das tägliche Brot. Um mit Stress fertig zu werden, machen manche regelmäßig Gymnastik am Morgen oder Yoga-Übungen nach der Arbeit. Andere flüchten in übermäßigen Alkoholkonsum – ein nicht seltenes Zeichen in der Arbeitswelt dafür, dass man sich den Herausforderungen nicht mehr gewachsen fühlt.

Erfolgsangst

Es gibt nicht nur die Angst vor dem Misserfolg, sondern auch – so paradox es klingen mag – die Angst vor dem Erfolg: In einem Akt der Selbstverhinderung machen die Betreffenden im entscheidenden Moment einen Rückzieher, weil sie sich von den mit dem neuen Aufgabenbereich verbundenen Lebensumständen bedroht fühlen.

Die sogenannte Erfolgsangst überkommt Menschen, die – nachdem sie jahrelang an ihrer Karriere gearbeitet haben – kurz davor sind, ein bestimmtes berufliches Ziel zu erreichen: Sie stoppen plötzlich und machen kehrt. Ursache für diese Reaktion ist sicher ein überreiztes Nervensystem. Der tiefer liegende Grund ist jedoch, dass der greifbare Erfolg als neues und unberechenbares Element empfunden wird, das die Lebenssituation grundlegend verändern kann und somit zur Gefahr wird. Je geringer das Selbstbewusstsein eines Menschen ausgeprägt ist, desto anfälliger ist er für die Angst vor dem Erfolg.

Angst vor Benachteiligung

Benachteiligung zu befürchten haben schüchterne Mitarbeiter. Sie werden bei Beförderungen übergangen, weil sie nicht in der Lage sind, sich extrovertierten Kollegen gegenüber zu behaupten. Oft scheitern sie in ihren Bemühungen, beruflich vorwärts zu kommen, und sie müssen sich damit abfinden, dass ihnen weniger qualifizierte, aber wortgewandtere Mitarbeiter vorgezogen werden. Im schlimmsten Fall werden sie –

Mobbing, das bewusste Schlechtmachen einer Person in der Firma, ist hier das Stichwort – von ihrem Arbeitsplatz verdrängt.

Hintergrund: Mangelndes Selbstbewusstsein

Fast allen Ängsten liegt mangelndes Selbstbewusstsein zugrunde. Dass die Entwicklung eines gesunden Selbstbewusstseins entscheidend von der elterlichen Erziehung abhängt, ist hinlänglich bekannt und wurde im Zusammenhang mit anderen Phobien schon mehrmals angesprochen.

Gerade im Berufsleben ist es wichtig, zu Mittag nur leicht verdauliche Kost zu sich zu nehmen, die den Stoffwechsel nicht über Gebühr belastet. Denn Energien werden vor allem zur Stressbewältigung benötigt.

FRAGEN ZU ÄNGSTEN IM BERUFSLEBEN

- Wie stehe ich zu Veränderungen, und wie lange brauche ich, um mich an sie zu gewöhnen?
- Welche Fähigkeiten kann ich in meinen Beruf einbringen? Welche liegen brach?
- Entspricht mein Beruf dem, was ich mir immer gewünscht habe?
- An welchem Punkt meiner Angst scheitert mein berufliches Fortkommen?
- Welche Rolle spielen meine Kollegen bei der Entwicklung meiner Angst?

Wie Sie Ihre Ängste im Berufsleben behandeln

1. Nahrungsmittelallergie ausschließen. Lassen Sie sich auf Nahrungsmittel- oder Chemikalienallergien testen. Diese verringern möglicherweise Ihre seelische Abwehrkraft.

2. Nahrungsmittelergänzung. Achten Sie tagsüber und vor allem in der Mittagspause auf leicht verdauliche Kost, denn Energien, die Ihr Stoffwechsel benötigt, fehlen Ihnen bei der Stressbewältigung. Nehmen Sie morgens und nach der Arbeit eine Multivitamintablette.

3. Auf Sprachregelung achten. Hören Sie auf Ihre inneren Sprechvorgänge. Wenn Sie beispielsweise zu sich sagen:

»Ich kann nicht, ich stehe das Gespräch mit meinem Chef nicht durch«, ersetzen Sie in dem Satz »können« durch »wollen«: »Ich will nicht, ich will jetzt nicht mit meinem Chef sprechen.« Je entschlossener Sie Ihren Abneigungen oder Ängsten Ausdruck verleihen, desto weniger werden sie Ihnen Probleme bereiten. Vielleicht gelingt es Ihnen nach einiger Übung, die innere Sprachregelung nach außen zu wenden.

4. Rollenspiel. Mit dieser Übung trainieren Sie Ihr Verhalten in unangenehmen, angstauslösenden beruflichen Situationen, indem Sie diese zunächst nummerieren und nacheinander durchspielen.

Das Rollenspiel ist eine ausgezeichnete Möglichkeit, sich einmal in seinen Chef hineinzuversetzen und sich mit dessen Gefühlen vertraut zu machen. Sie werden dabei auch entdecken, wie Macht durch Körperausdruck und Sprache vermittelt wird.

- Sie beginnen mit Situation 1, beispielsweise dem Gespräch um eine Gehaltserhöhung. Stellen Sie einander gegenüber zwei Stühle auf, wie in einem Büro. Auf dem einen sitzt Ihr Vorgesetzter, auf dem anderen Sie. Wechselweise versuchen Sie im Gespräch beide zu verkörpern. Nehmen Sie dieses Gespräch am besten auf Kassette auf. So können Sie Ihre Antworten später noch mal hören und beim nächsten Durchgang korrigieren.
- Führen Sie diese Übung mindestens 3-mal hintereinander und 2-mal die Woche durch. Wenn Sie schon etwas geübter sind, können Sie auch einen Freund oder eine Freundin bitten, die Rolle des Chefs bzw. Ihre eigene zu übernehmen. In der Rolle des Chefs werden Sie erkennen, wie Überlegenheit durch körperliche Signale und Sprache vermittelt wird.

5. Paradoxe Intention (siehe Seite 73). Führen Sie diese Übung 1 Woche vor dem Bewerbungsgespräch oder dem Gespräch um die Gehaltserhöhung durch.

6. Muskelanspannung (siehe Seite 105). Diese Übung ist ebenfalls vor einem Gespräch mit Ihrem Chef wichtig.

7. Entspannungsübungen (siehe Seite 110ff.). Führen Sie diese Übungen zur Stärkung Ihres Körper- und Selbstbewusstseins sowie zum seelischen Ausgleich durch.

Angst vor dem sexuellen Versagen
(Potenzangst)

Eine rein männliche (Bewährungs-)Angst ist die Potenzangst, primär als Impotentia coeundi (Unfähigkeit zur Erektion und zum Koitus) und sekundär als Impotentia generandi (Fortpflanzungsunfähigkeit) erlebt. Mit ihr verbunden ist die Angst vor dem Verlust des Selbstwerts, der Autorität über die Beziehungsperson und der Kontrolle über den eigenen Körper.

Die Potenzangst ist einerseits an einen bestimmten Geschlechtspartner und eine besondere Situation gebunden, in der sich der Mann als Mann bewähren muss, andererseits an das Grundvertrauen in die eigene Person. Sie ist deshalb keine reine Bewährungsangst.

Nicht ein Problem des Mannes allein

Natürlich hat die Potenzangst mit mangelndem Grundvertrauen in die eigene Person und einem oft selbst erzeugten sexuellen Leistungsdruck (berufliche Überlastung und Übermüdung können hinzutreten) zu tun – insofern ist sie das Problem des Mannes. Da sein Versagen aber konkret auf eine bestimmte Person bezogen erfahren wird, betrifft es auch sein Gegenüber. Das erektile Vermögen ist nichts Losgelöstes von einer Beziehung. Es steht in Abhängigkeit zur Intimperson.

Vertrautheit, Vertrauen und seelische Nähe

Dies ist in zweierlei Hinsicht zu verstehen. Einfühlungsvermögen und Kundigkeit, den Mann wirkungsvoll anzuregen, stellen gewissermaßen die »technische« Seite, die Vertrautheit mit seinem körperlichen Reagieren dar. Die andere Seite könnte man als »seelische Stimulation« bezeichnen. In dem Maß, wie die Frau sich auch gefühlsmäßig öffnet, kund tut, dass sie den Mann als ganze Person willkommen heißt, ohne »Leistung« zu fordern, entlastet sie ihn und kann ihm seine Versagensangst nehmen. Wärme, Verständnis füreinander und herzlicher Umgang miteinander schaffen Vertrauen, ermöglichen Loslassen, Hingabe und Sichverströmen und bereiten ein seelisches Klima, in dem, wie die Bibel tiefsinnig sagt, beide »sich erkennen« können.

Entspannungsübungen – Helfer gegen die Angst

Ihre Ängste können Sie selbst behandeln, solange es sich bei Ihnen um »leichtere« Formen handelt oder um Störungen, deren Ursache Ihnen klar ist. Zunächst gilt es, die angstauslösende Situation zu analysieren, zu verstehen und sie dann entschlossen anzugehen. Die nachfolgenden Entspannungsübungen unterstützen Sie bei Ihrer Angst-Arbeit auf äußerst wirkungsvolle Weise, indem sie die körperlichen und seelischen Voraussetzungen schaffen, um mit Ängsten gelassener umgehen zu können.

Die Wirkung von Entspannungsübungen

Entspannung und Angst schließen einander aus. Entspannungsübungen sind deshalb eine zuverlässige Methode, um Ängste abzubauen.

Durch Entspannungsübungen werden unsere Muskeln entkrampft, die Blutgefäße erweitert, Herz- und Kreislauftätigkeit gedrosselt. Man fühlt sich rundum wohl, wird vielleicht sogar müde und schläft ein. Ist der Körper entspannt, lässt auch die Seele los: Innere Anspannungen lösen sich, die Wogen der Angst glätten sich.

Ganzheitlichkeit zurückgewinnen

Um diesen Zustand zu erreichen, dienen uns vor allem die heilenden Entspannungsübungen aus dem asiatischen Kulturkreis als Vorbild. Sie sind immer ganzheitlich auf Körper, Seele und Geist ausgerichtet, weshalb auch rein psychische Probleme wie beispielsweise Ängste mit bestimmten körperlichen Übungen und Ernährungsweisen behandelt werden.

Diese Entspannungsübungen aus China und Indien stellen auch für den westlichen Menschen einen leicht gangbaren Weg zu mehr Angstbewusstsein und damit auch Selbstbewusstsein dar. Ängste, die tief im Unterbewusstsein schlummern, können im Zustand der Entspannung abgebaut und traumatische Erfahrungen mit höchster körperlich-seelischer Aufmerksamkeit neu durchlebt und transformiert werden.

AUTOGENES TRAINING UND FUNKTIONELLE ENTSPANNUNG

Beide Methoden der Entspannung können nur unter fachkundiger Anleitung erlernt werden.

✳ Beim autogenen Training nach J.H. Schultz handelt es sich um eine Art Selbsthypnose, indem sich der Übende im entspannten Zustand einzelne Muskelpartien intensiv vergegenwärtigt (zum Beispiel »warm«, »schwer«). Durch das ständig sich vertiefende Üben soll eine Umschaltung des gesamten Organismus erreicht werden. Autogenes Training ist sehr wirkungsvoll bei nervösen und ängstlichen Menschen.

✳ Die funktionelle Entspannung nach W. Fuchs strebt das Nachfühlen und Nachspüren im Ausatmen an. Der Übende entwickelt dadurch ein intensives Körperbewusstsein, das nahtlos in tiefenpsychologische Bereiche vorstoßen kann: Verdrängte Wünsche und Ängste werden aufgespürt. Hier ist der Therapeut noch wichtiger als beim autogenen Training.

Mit Hilfe der funktionellen Entspannung kann man in tiefenpsychologische Bereiche vorstoßen und verdrängte Wünsche und Ängste ins Bewusstsein leiten.

Reaktionsmuster verändern

Zur Selbstbehandlung eignen sich besonders Entspannungsübungen für Jugendliche und Erwachsene, die stark unter Phobien leiden. Starres Denken und das daraus resultierende zwanghafte Verhalten ziehen in der Regel dieselben Angstreaktionen nach sich. Diese Reaktionsmuster der Angst, in denen sich bestimmte angstauslösende Erlebnisse verfestigt haben, werden jedoch im Zustand der tiefen Entspannung aufgebrochen und bei regelmäßiger Übung neu formiert. Jetzt ist der Betreffende in der Lage, in angsterzeugenden Situationen flexibler zu reagieren. Diese Erfahrung stärkt sein Selbstbewusstsein und bringt ihn in seiner Persönlichkeitsentwicklung ein gutes Stück vorwärts.

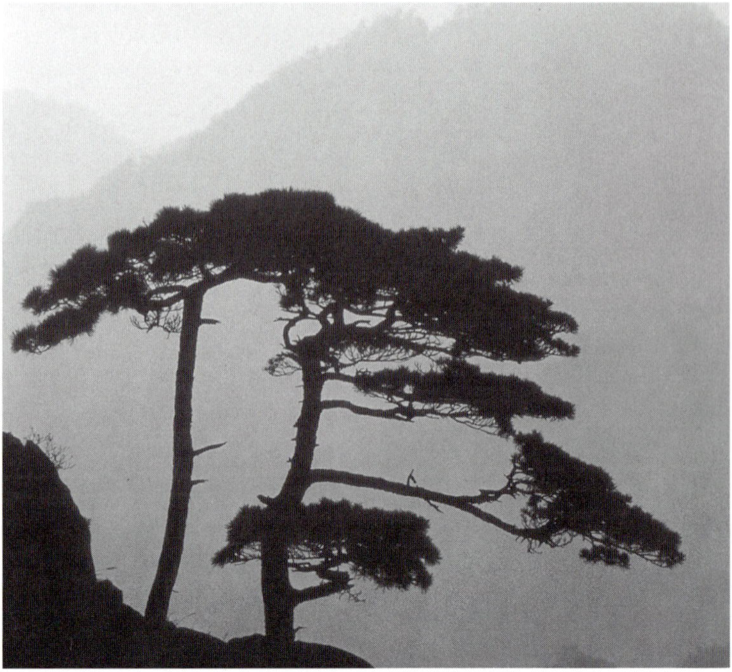

Ein stabiles Selbstbewusstsein kann sich erst dann entwickeln, wenn man nicht tatenlos vor dem quälenden Angstgefühl kapituliert, sondern mutig die Angstgrenze überwindet und so die eigene Stärke unter Beweis stellen kann.

Grundvertrauen entwickeln

Tiefenentspannung mit Yoga, Atemübungen oder Mandalas hilft nicht nur dabei, Ängsten und Panikattacken vorzubeugen und mit ihnen besser fertig zu werden. Tiefenentspannung stärkt auch das Grundvertrauen. Grundvertrauen bedeutet, dass wir uns fähig fühlen, uns wieder dem zuzuwenden, was wir bisher abgewehrt haben, weil wir uns ihm – geschwächt und gestresst – nicht gewachsen fühlten. Jetzt können wir uns mit unangenehmen Themen und unverarbeiteten seelischen Prozessen auseinander setzen, ohne dass sie uns weh tun.

Das Gefühl der Ohnmacht in Angstsituationen rührt daher, dass man immer nach demselben seelisch verfestigten Muster reagiert. Im Zustand der Tiefenentspannung wird dieses Muster aufgebrochen; wir fassen wieder Vertrauen zu uns selbst und können Selbstbewusstsein aufbauen.

SELBSTBEWUSSTSEIN SCHÜTZT VOR ANGST

Einen wirklich selbstbewussten Menschen, der in sich ruht, können Angstsituationen kaum aus der Fassung bringen. Wer tagtäglich versucht, das Gleichgewicht zwischen Anspannung und Entspannung zu halten, und dabei auf die geeigneten Entspannungstechniken zurückgreift, findet nicht nur seine innere Ruhe und fördert, wie etwa beim Mandala-Malen, seine kreativen Seiten. Er wird auch selbstsicherer. Und dieses Selbstbewusstsein bewahrt uns davor, dass wir uns ungeliebt, schwach, ausgeliefert oder gar als Versager fühlen. Selbstbewusstsein ist die beste »Versicherung« gegen Angst und die Voraussetzung für ein selbstbestimmtes Leben schlechthin.

Atemübungen

Atem ist Lebensenergie. Im indischen Sanskrit haben die Begriffe »Atem« und »Energie« deshalb dieselbe Bedeutung. Aus Indien sind uns auch einige der wirkungsvollsten Atemübungen überliefert, die wir Ihnen im Folgenden vorstellen.

Falsches Atmen

Richtig und ganz bewusst atmen im westlichen Kulturkreis nur wenige Menschen. Dieser lebenserhaltende Vorgang läuft bei ihnen wie nebenbei ab, und da er in der Regel keine Probleme bereitet, scheint sich die Mühe nicht zu lohnen, auf die Atmung zu achten.

Vor allem Erwachsene atmen falsch; das heißt, sie neigen zur Brustatmung: Sie pumpen beim Atmen die Luft in den Brustraum, wodurch die Lungen nur im oberen Teil mit Luft gefüllt werden und der gesamte Organismus mit unserem hoch empfindlichen Gehirn nur unzureichend mit Sauerstoff versorgt wird.

* Anspannung, Aufregung und schon der geringste Alltagsstress können dazu führen, dass wir zu flach und zu kurz atmen oder den Atem sogar zeitweise unterdrücken. Bei Stress oder einer akuten Angstattacke kommt noch hinzu, dass diese Luft nicht mehr richtig ausgeatmet wird. Die Folge: Hyperventilation und eine drohende Ohnmacht.

Richtiges Atmen

Wer einmal während einer Panikattacke um Atem gerungen hat oder schlimmstenfalls mit dem Hyperventilationssyndrom (siehe Seite 58) zu kämpfen hatte, weiß um die Bedeutung des gleichmäßigen, ruhigen Atmens.

Im Gegensatz zu Erwachsenen beherrschen Kinder noch die richtige Art zu atmen, die Bauch- oder Zwerchfellatmung. Dabei verlagert sich das Zwerchfell während des Einatmens nach unten und vergrößert den Brustraum. Alle Lungenbläschen füllen sich mit Luft, und der Bauch dehnt sich deutlich sichtbar nach außen. Dadurch wird der gesamte Organismus optimal mit Sauerstoff versorgt. Beim Ausatmen geht das Zwerchfell in seine Ausgangsposition zurück, das heißt, der Bauch wird wieder flach.

Mit der »Übung im Liegen« (siehe Seite 116) beispielsweise können Sie das richtige Atmen sehr leicht wieder erlernen und es sich bei regelmäßigem Training zur Gewohnheit machen.

Prana Yama

Prana Yama (Sanskrit: »prana« = Atem, Lebenskraft, Energie; »yama« = Regelung) ist eine einfache Atemübung der altindischen Heilkunst Ayurveda. Sie fördert die innere Ruhe und ist daher auch gut zur Einstimmung auf eine Meditation geeignet. Prana Yama können Sie ohne weiteres mehrmals am Tag durchführen oder als Soforthilfe nutzen.

* Setzen Sie sich bequem auf einen Stuhl, und atmen Sie mehrmals hintereinander ruhig ein und aus. Kopf, Schultern und Hüften sollten dabei eine gerade Linie bilden. Legen Sie nun Ihre linke Hand vor den Bauch.
* Verschließen Sie dann mit dem rechten Daumen das rechte Nasenloch, und atmen Sie langsam durch das linke Nasenloch ein. Wenn Sie eingeatmet haben, verschließen Sie das linke Nasenloch mit Ihrem Ringfinger, öffnen das rechte Nasenloch wieder und atmen langsam aus.
* Atmen Sie jetzt durch das rechte Nasenloch ein. Wenn Sie eingeatmet haben, verschließen Sie mit dem Daumen das rechte Nasenloch, öffnen das linke Nasenloch und atmen dadurch aus.
* Diesen Wechsel – links einatmen, rechts ausatmen und rechts einatmen, links ausatmen – wiederholen Sie insgesamt viermal.

ATMEN GEGEN DIE ANGST

Gerade Menschen, die unter Angst- und Panikstörungen leiden, sollten wieder lernen, entspannt und tief zu atmen. Denn je besser sie ihre Atmung unter Kontrolle haben, desto leichter werden sie mit einer Angstsituation fertig, oder eine Panikattacke kann vermieden werden. Zudem regt die richtige Bauchatmung alle vitalen Vorgänge in Körper, Geist und Seele an und harmonisiert sie. Nervosität und innere Unruhe lassen nach. Man fühlt sich stärker, nimmt sich als Person – auch mit seinen Schwächen – ganz an und ist den Anforderungen des Alltags besser gewachsen.

Die nebenstehende Übung schafft ein beruhigtes seelisches Klima und wird auch im Rahmen der Meditation zur Einstimmung genutzt.

Die Bauch- oder Zwerchfellatmung, die richtige Art des Atmens, bei der der Körper mit der notwendigen Menge an Sauerstoff versorgt wird, lässt sich mit der nebenstehenden Übung trainieren.

Übung im Liegen

Mit dieser Übung kann die Bauchatmung (siehe Seite 114) trainiert werden. Wenn Sie sich die Bauchatmung aneignen, werden Sie dem Stress und Angstsituationen schon bald körperlich und seelisch gewachsen sein.

- Legen Sie sich auf den Rücken, und schieben Sie ein Kissen oder eine Nackenrolle unter den Nacken, damit sich Wirbelsäule und Brustkorb entspannen können. Winkeln Sie beide Beine etwas an.
- Ihre Hände legen Sie entspannt und locker in der Nabelgegend auf den Bauch.
- Richten Sie Ihre Aufmerksamkeit nun auf Zwerchfell und Bauch, und spüren Sie, wie sie sich heben und senken.
- Atmen Sie zuerst kräftig durch die Nase aus, und warten Sie einen Moment mit dem Einatmen, bis der Körper danach verlangt. Atmen Sie dann in einem Zug durch die Nase ein und sofort wieder aus.
- Atmen Sie 20-mal auf diese Weise ein und aus. Versuchen Sie, diese Übung zwei- bis dreimal täglich durchzuführen. Wenn es Ihnen anfangs beim Üben etwas schwindlig wird, verringern Sie die Anzahl der Atemzüge, bis Sie sich an diesen Rhythmus des Luftholens gewöhnt haben.

Nervenstärkende Atmung

Sehr gut zur Vorbeugung gegen Angst- und Panikattacken ist die folgende Übung, die Sie täglich – bei Bedarf auch mehrmals – durchführen können. Sie steigert die Widerstandskraft Ihres Nervensystems.

- Stellen Sie sich aufrecht mit leicht gespreizten Beinen hin. Der Kopf ist gerade, und Sie blicken nach vorn.
- Atmen Sie jetzt aus, und führen Sie dabei Ihre Arme bis in Höhe der Achselhöhlen nach vorn. Ihre Handflächen zeigen dabei nach oben.

- Ballen Sie Ihre Hände zur Faust und ziehen Sie diese mit einem Ruck zu den Schultern hin an.
- Nun atmen Sie ein und stoßen dabei die Fäuste nach vorn, als ob Sie etwas wegschubsen wollten. Ihre Arme sind ganz durchgestreckt und ebenso wie Ihre Schultern stark angespannt.
- Atmen Sie aus, und ziehen Sie Ihre Fäuste wieder zurück an die Schultern.
- Wiederholen Sie diese Übung acht- bis zehnmal.
- Atmen Sie zum Schluss aus, und lassen Sie Ihre Arme nach unten sinken.
- Beugen Sie sich vornüber, und entspannen Sie sich mit einigen tiefen Atemzügen.

Die nebenstehend beschriebene Übung stabilisiert Ihr Nervensystem und eignet sich daher optimal zur Vorbeugung gegen Angststörungen und Panikattacken.

Der Yoga-Zyklus

Die heute bekannten und praktizierten Yoga-Techniken stammen aus der Zeit von 200 v. Chr. bis 400 n. Chr. und gehen auf die 196 Merksprüche des Yoga-Sutra zurück, das zunächst mündlich überliefert und später von Patanjali schriftlich niedergelegt worden ist. Traditionell dienen sie der Tiefenentspannung. Jede der im Folgenden aufgeführten zwölf Körperstellungen zielt dabei auf eine ganz bestimmte Wirkung im Körper ab. Den gesamten Zyklus sollten Sie regelmäßig ein- bis zweimal die Woche üben.

Seelenkräfte sammeln, den Geist zügeln

Yoga ist eine sanfte und sehr bewährte Methode auf dem Weg zu mehr Selbstsicherheit und einem ganzheitlichen Bewusstsein von Körper, Geist und Seele. Während der Übungen gelingt es, seine Seelenkräfte zu sammeln und den ewig unruhigen Geist zu zügeln. Aus der inneren Mitte heraus kann man so mit Ängsten besser fertig werden.

Je stimmiger und harmonischer die Gesamtpersönlichkeit eines Menschen ist, und je gelassener er durchs Leben geht, desto besser wird er mit seinen Ängsten fertig. Yoga-Übungen bringen Sie auf den Weg dazu.

Die hier zu Lande bekannteste und am häufigsten praktizierte Form des Yoga ist der Hatha-Yoga, ein System verschiedener Körper-, Atem- und Konzentrationsübungen. Dieser Technik sind auch die folgenden Übungen entnommen.

WORAUF SIE BESONDERS ACHTEN SOLLTEN

- Wählen Sie für Ihre Übungen einen Raum, in dem Sie sich wohl fühlen. Er sollte ruhig, gut gelüftet und nicht zu hell sein.
- Tragen Sie bequeme, lockere, atmungsaktive Kleidung, die warm hält. Ziehen Sie auch warme Socken an, damit Sie während des Sitzens keine kalten Füße bekommen.
- Führen Sie die einzelnen Übungen langsam und bewusst, ohne Anstrengung und Leistungsdruck durch – Yoga hat nichts mit schweißtreibendem Sport zu tun!
- Lassen Sie sich nicht entmutigen, wenn eine Stellung nicht auf Anhieb gelingt. Regelmäßiges Üben wird Sie beweglicher machen.

Die Totenstellung

Diese Stellung dient als Einstimmung, denn sie bringt Sie zur Ruhe und vermittelt Ihnen die richtige Grundeinstellung zum Üben. Führen Sie diese Übung zu Beginn und am Ende Ihres Yoga-Programms durch.

- Legen Sie sich auf den Rücken, und achten Sie darauf, dass Sie mit Ihrer gesamten Rückseite den Boden bedecken.
- Ihre Beine sind etwa einen halben Meter weit gegrätscht, die Fußspitzen fallen dabei locker nach außen. Ihre Arme ruhen entspannt neben dem Körper, mit den Handflächen nach oben.
- Schließen Sie nun Ihre Augen, und atmen Sie ein und aus. Beim Ausatmen entspannen Sie jeden Bereich Ihres Körpers

von den Füßen bis hinauf zur Zunge. Fühlen Sie die Wärme und die Schwere, die Ihren Körper durchdringen.

✳ Atmen Sie weiter ruhig und langsam ein und aus.

✳ Bleiben Sie etwa fünf Minuten so liegen, und richten Sie sich dann langsam wieder auf.

Die Bergstellung

Diese Stellung entlastet alle Muskeln des Körpers, besonders die Schulter- und Nackenmuskeln, sowie die Wirbelsäule. Im seelischen Bereich symbolisiert die Bergstellung Selbstbewusstsein und Stehvermögen.

Bergstellung: Zur Entlastung der Schulter- und Nackenmuskulatur.

✳ Stellen Sie sich aufrecht hin, die Füße parallel nebeneinander. Ihren Kopf halten Sie gerade, und Sie blicken nach vorn.

✳ Lockern Sie Ihre Schultern, indem Sie sie kurz anheben und dann wieder fallen lassen. Die Arme hängen locker nach unten.

✳ Verteilen Sie Ihr Gewicht gleichmäßig auf beide Füße. Sie sollten aufrecht, entspannt und fest auf dem Boden stehen.

✳ Schließen Sie nun die Augen, und versuchen Sie, wenn Sie ins Schwanken geraten sollten, wieder das Gleichgewicht zu finden. Korrigieren Sie Ihre Haltung, indem Sie sich auf Ihre Füße und auf den Boden konzentrieren.

✳ Atmen Sie achtmal ruhig ein und aus, und öffen Sie dann langsam die Augen. Verweilen Sie noch etwas in dieser Haltung, und gehen Sie dann über zur nächsten Übung.

Die Grußstellung

✳ Gehen Sie in die Bergstellung, und atmen Sie mehrmals hintereinander tief ein und aus.

✳ Dann atmen Sie langsam ein und heben dabei Ihre gestreckten Arme nach oben, bis sich Ihre beiden Handflächen über dem Kopf berühren. Die Fingerspitzen zeigen zur Decke. Pressen Sie nun Ihre Handflächen leicht gegeneinander, und heben Sie Ihren Kopf in Richtung Ihrer Hände. Die Schultern hängen dabei entspannt nach unten.

* Atmen Sie langsam wieder aus, und drehen Sie dabei die Hände so über dem Kopf, dass sich die Handrücken gegenseitig berühren. Drücken Sie diese kurz aneinander, und senken Sie dann langsam die Arme mit den Handflächen nach unten. Halten Sie Ihren Kopf wieder gerade, und schauen Sie nach vorn, bis Sie sich wieder in der Bergstellung befinden.

Die Vogelstellung

Vogelstellung: Zur äußeren und inneren Weitung.

* Strecken Sie aus der Bergstellung heraus die Arme in Schulterhöhe nach vorn, und drücken Sie dabei Ihre Handflächen leicht gegeneinander.
* Beim Einatmen öffnen Sie die Arme und breiten sie so weit wie möglich nach hinten aus. Zugleich gehen Sie in den Zehenstand. Die Arme halten Sie dabei weiter auf Schulterhöhe.
* Beim Ausatmen führen Sie die gestreckten Arme wieder vorn zusammen, legen die Handflächen aneinander und senken die Fersen wieder auf den Boden.
* Wiederholen Sie diese Bewegung achtmal hintereinander, und bleiben Sie zum Schluss in der Bergstellung stehen.

Der Diamantsitz

* Knien Sie sich jetzt auf den Boden, und setzen Sie sich auf Ihre Fersen, die Zehen weisen dabei nach hinten. Halten Sie Kopf und Rücken möglichst gerade. Legen Sie die Hände locker auf die nebeneinander stehenden Knie.
* Bleiben Sie in dieser Position, und atmen Sie achtmal tief ein und aus.
* Dann erheben Sie sich langsam, bis Sie aufrecht knien. Bleiben Sie für einige Sekunden in dieser Stellung, und kehren Sie dann wieder in die Ausgangsposition zurück.
* Wiederholen Sie diese Bewegung dreimal.

Kaninchenstellung: Zur Bergung und inneren Einkehr.

Die Kaninchenstellung

✳ Knien Sie sich auf den Boden, und setzen Sie sich auf die Fersen, die Zehen weisen dabei nach hinten. Ihre Hände liegen auf den Hüften, Kopf und Rücken sind gerade, und Sie atmen ruhig und gleichmäßig ein und aus.

✳ Beim Ausatmen beugen Sie den Oberkörper nach vorn und legen ihn auf Ihre Oberschenkel. Zugleich nehmen Sie die Hände von den Hüften und umfassen mit den Armen die angewinkelten Beine, bis Sie mit Ihren Händen die Füße halten.

✳ Neigen Sie nun den Kopf nach vorn, und ziehen Sie das Kinn zur Brust. Dann legen Sie den Kopf mit dem Scheitel auf den Boden, die Stirn berührt dabei die Knie.

✳ In dieser Stellung verweilen Sie acht Atemzüge lang.

✳ Richten Sie dann den Oberkörper mit dem Einatmen wieder langsam auf, und halten Sie Ihren Kopf dabei gerade. Die Hände legen Sie wieder auf die Knie. Zum Schluss atmen Sie noch einige Male tief ein und aus.

Die Kerze

✳ Legen Sie sich mit gestreckten und geschlossenen Beinen auf den Boden, und legen Sie Ihre Hände neben dem Körper mit den Handflächen nach unten ab.

✳ Beim Einatmen drücken Sie Ihre gestreckten Beine vom Boden ab und heben diese langsam, bis sie einen 90-Grad-Winkel zum Boden bilden.

✳ Nun stützen Sie Ihre Hüften mit beiden Händen ab und heben sie vom Boden hoch. Ihre Beine neigen Sie dabei schräg nach hinten zu Ihrem Kopf hin.

✳ Bringen Sie nun Ihre Beine in senkrechte Stellung, stützen Sie sich im Rücken mit den Händen ab, und drücken Sie das Kinn fest an die Brust.

✳ Verweilen Sie für etwa zehn Sekunden in dieser Position, und atmen Sie ruhig ein und aus.

✳ Beenden Sie die Übung, indem Sie sich langsam abrollen und Ihre Beine wieder senken.

✳ Abschließend bleiben Sie noch eine halbe Minute liegen und atmen tief durch.

Die Pflugstellung

Pflugstellung: Zur Bewusstseinsschulung der Wirbelsäule.

✳ Legen Sie sich auf den Rücken, und erheben Sie sich langsam und vorsichtig in den Schulterstand.

✳ Senken Sie dann Ihre gespreizten Beine so weit, bis die Zehen den Boden berühren. Die Arme legen Sie locker neben Ihren Kopf.

✳ Verweilen Sie in dieser Stellung, und zählen Sie dabei bis zehn.

✳ Nun rollen Sie langsam Wirbel für Wirbel wieder in die Anfangsstellung zurück und ruhen sich eine halbe Minute lang aus.

Die Kobrastellung

✳ Legen Sie sich auf den Bauch, schließen Sie die Beine, und führen Sie die gestreckten Arme über dem Kopf zusammen. Die Handflächen legen Sie aneinander.

✳ Ziehen Sie nun Ihren Körper von den Zehen bis zu den Fingerspitzen in die Länge, und legen Sie den Kopf mit der Stirn auf den Boden.

✳ Heben Sie beim Einatmen Ihren Kopf und die Brust an, und blicken Sie mit den Augen nach oben, die Arme sind jetzt durchgestreckt.

✳ Halten Sie diese Stellung, während Sie drei- bis fünfmal ein- und ausatmen.

✳ Dann gehen Sie wieder in die Ausgangsposition zurück und entspannen sich, indem Sie eine Gesichtshälfte auf den Boden legen.

✳ Wiederholen Sie diese Übung dreimal.

WORAUF SIE BESONDERS ACHTEN SOLLTEN

* Überanstrengen Sie sich nicht – das würde dem Sinn und der Abfolge der einzelnen Übungen völlig zuwider laufen.
* Atmen Sie bei allen Übungen ruhig und entspannt über den Bauch (siehe »Bauchatmung« Seite 114) ein und aus, denn nur so werden Ihr Körper und Ihr Gehirn gut durchblutet.
* Denken Sie – als Faustregel – immer daran: Sobald Sie die Wirbelsäule strecken oder sich aufrichten, atmen Sie ein. Wenn Sie sich dagegen bücken und die Wirbelsäule krümmen, atmen Sie aus.

Die Heuschreckenstellung

* Legen Sie sich auf den Bauch, und legen Sie Ihre Arme neben dem Körper mit den Handflächen nach unten auf den Boden. Das Kinn liegt ebenfalls auf dem Boden auf.
* Nun heben Sie die gestreckten Beine hoch, bleiben zwei bis drei Atemzüge lang in dieser Stellung und legen Ihre Beine dann wieder auf dem Boden ab. Halten Sie dabei jedoch nicht den Atem an.
* Wiederholen Sie diese Übung dreimal.
* Falls Sie diese Übung zu sehr anstrengt, heben Sie immer nur ein Bein, abwechselnd das rechte und das linke – jede Seite zweimal.

Der Drehsitz

Drehsitz: Zur Dehnung und Beweglichkeitsförderung.

* Setzen Sie sich aufrecht auf den Boden, und strecken Sie beide Beine aus.
* Nun winkeln Sie Ihr linkes Bein an, bis der linke Fuß neben dem rechten Knie steht.
* Breiten Sie dann beide Arme aus, und drehen Sie Kopf und Oberkopf so weit wie möglich nach links.

- Legen Sie Ihren rechten Arm an die Außenseite des linken, angewinkelten Knies, und fassen Sie mit der rechten Hand an das rechte Knie.
- Den linken Arm führen Sie um Ihren Rücken herum und berühren mit dem Handrücken der linken Hand die rechte Hüfte.
- Verweilen Sie einige Sekunden in dieser Stellung, und blicken Sie dabei so weit es geht nach hinten.
- Dann kehren Sie wieder in die Ausgangsposition zurück, atmen tief ein und aus und wiederholen die Übung mit dem anderen Bein.
- Mit der Totenstellung beenden Sie den Yoga-Zyklus.

Menschliche Wärme kann eine Brücke schlagen, welche die Angst besiegen hilft. Denn Geborgenheit und Angenommensein verleihen Zuversicht und Kraft.

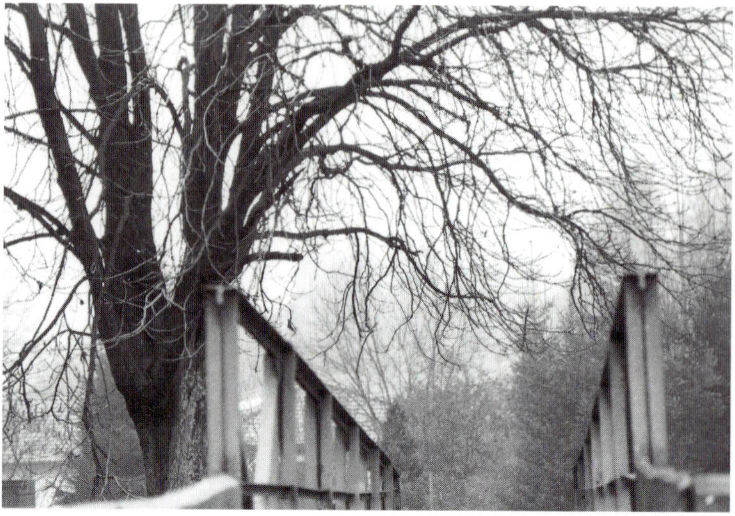

Der Sonnengruß

Eine andere Yoga-Übung, die weit weniger Zeit beansprucht als der Yoga-Zyklus, aber bei regelmäßiger Durchführung das Körperbewusstsein und das Selbstbewusstsein stärkt und seelisch ausgleichend wirkt, ist der hinduistische Sonnengruß. Diese leichte Körperübung setzt sich aus zwölf Yoga-Stellungen zusammen, die kurz aufeinander folgen und nach einiger Übung so ineinander fließen, als ob sie eine einzige Bewegung wären. Der Sonnengruß dauert etwa zwei Minuten und sollte von einem Durchgang langsam auf sechs Durchgänge gesteigert werden.

Frisch und locker in den Tag

Begrüßen Sie die Sonne und den neuen Tag am besten morgens nach dem Aufstehen vor dem offenen Fenster oder, wenn möglich, draußen an der frischen Luft. Die wohltuenden und kräftigenden Wirkungen von Suryanamaskar – so die Sanskrit-Bezeichnung für den Sonnengruß – auf Körper und Seele zeigen sich bereits nach dem ersten Üben: Alle Muskeln werden gestärkt und gestreckt, Wirbelsäule und Gelenke werden beweglicher, der Blutkreislauf wird in Schwung gebracht und das Blut selbst durch die tiefe Atmung beim Üben gereinigt. Zudem wird der gesamte Organismus von den Fußspitzen bis in die Kopfhaut optimal mit Sauerstoff versorgt. So fühlen Sie sich entspannt und erfrischt und können den Tag entspannt und positiv gestimmt angehen.

Der Sonnengruß aus der hinduistischen Tradition ist eine Abfolge von zwölf Yoga-Übungen, die fließend ineinander übergehen. Wie der Name verrät, sind sie zur Sammlung und Ertüchtigung am Morgen gedacht, um den Herausforderungen des kommenden Tages besser begegnen zu können.

1. Stellen Sie sich aufrecht hin, falten Sie Ihre Hände vor dem Brustbein, und lassen Sie die Füße nebeneinander gestellt. Atmen Sie entspannt ein und aus.
2. Beugen Sie sich mit ausgestreckten Armen nach hinten über. Die Beine bleiben dabei gestreckt.
3. Dann beugen Sie sich langsam nach vorn. Versuchen Sie, bei durchgedrückten Knien mit Ihren Fingerspitzen den Boden zu erreichen.
4. Nun bewegen Sie sich zum Boden hin. Dazu machen Sie einen weiten Grätschschritt nach hinten. Das rechte Bein ist gestreckt, das linke angewinkelt. Vor dem abgewinkelten Bein stützen Sie Ihre Hände parallel zueinander auf den Boden. Ihr

Wenn Sie die Übungen des Sonnengrußes beendet haben, sollten Sie sich noch eine kurze Weile hinlegen, gleichmäßig durchatmen und nachklingen lassen. Jetzt kann der Arbeitstag beginnen!

Kopf ist gesenkt. Wippen Sie in dieser Stellung leicht nach oben und unten.

5. Sie stützen sich weiter mit den Händen auf dem Boden auf. Strecken Sie nun das eben angewinkelte Bein gleichfalls in einem Grätschschritt nach hinten aus, und recken Sie Ihren Po steil nach oben. Ihr Gesicht blickt dabei in Richtung Ihrer Knie. Lassen Sie in dieser Stellung das Blut in den Kopf schießen.

6. und **7.** Gehen Sie nun auf den Boden in Liegestützstellung, und drücken Sie Ihren Rücken zu einem Hohlkreuz durch. Pressen Sie sich dann mit den Armen nach oben, und strecken Sie dabei den Rücken gerade durch. Die Liegestützen können Sie von Tag zu Tag steigern.

8. Gehen Sie nun wieder in Stellung 5.

9. Nun führen Sie denselben Grätschschritt wie in Übung 4 durch. Allerdings strecken Sie jetzt das linke Bein aus und winkeln das rechte an. Wippen Sie wieder leicht nach oben und unten.

10. Richten Sie sich wieder etwas auf, und begeben Sie sich in Stellung 3. Versuchen Sie dabei wieder, bei durchgedrückten Knien mit Ihren Fingerspitzen den Boden zu erreichen.

11. Strecken Sie sich jetzt nach oben aus wie in Übung 2, und recken Sie Arme und Oberkörper weit nach hinten.

12. Beenden Sie den Sonnengruß, wie Sie ihn begonnen haben, mit Übung 1 in aufrechter Stellung und vor dem Brustbein gekreuzten Händen. Bleiben Sie noch einige Atemzüge lang in dieser Stellung stehen, und beginnen Sie dann, wenn Sie möchten, den zweiten Zyklus.

Wenn Sie den Sonnengruß – ein- bis sechsmal, die Häufigkeit langsam steigernd – wiederholt haben, legen Sie sich hin, strecken die Wirbelsäule und lassen den Körper vollständig entspannen. Schließen Sie die Augen, und ruhen Sie ein bis zwei Minuten lang, wobei der Atem frei und leicht fließen sollte.

Meditation

Eine andere Technik der Tiefenentspannung ist die Meditation. Diese ursprünglich im religiösen Bereich beheimatete Methode der Selbstbesinnung bringt Körper, Seele und Geist in Einklang und wirkt bewusstseinserweiternd. Deshalb eignet sie sich hervorragend für Menschen, die durch Angst- und Panikstörungen ihr inneres Gleichgewicht verloren haben. Die meisten Meditationstechniken stammen aus dem asiatischen Raum und sind auch im Kontext von Yoga (siehe Seite 117ff.) und Mandala-Malen (siehe Seite 129ff.) angesiedelt.

Warum Meditation heilsam ist

Während der Meditation verlässt der Mensch seine Verstandesebene. Gelingt ihm die Versenkung in sein inneres Selbst, so findet er sich in einem Zustand wieder, der sozusagen vor dem Verstand liegt. Erst hier kann der Mensch wirklich von innen heraus heil werden und neue Energien schöpfen. Die Seele formiert sich während der Meditation wieder zu einem gesunden, in sich harmonischen Ganzen und schenkt gerade dem Ängstlichen die so notwendige tiefe Ruhe und Kraft.

Die Meditation, ursprünglich eine Methode der religiösen Versenkung, um Gott nahe zu sein, ist in »säkularisierter« Form eine hervorragende Hilfe, um Tuchfühlung zu seinem inneren Selbst zu bekommen.

Sensibilisierte Wahrnehmung

Während der Meditation schaltet das Bewusstsein um. Wir sind zwar wach, doch anders als während unseres normalen bewussten Wachzustandes. Unsere Sinneswahrnehmung ist geschärft, und wir erkennen jetzt mehr, als wir es bloß sehenden Auges tun würden. Da der Geist ganz auf einen bestimmten Punkt ausgerichtet ist, findet eine vollkommene seelische und körperliche Versenkung statt.

Veränderungen im Körper

Während der Meditation regeneriert sich auch der Körper. Der Sauerstoffverbrauch und die Atemfrequenz sinken ebenso wie der Blutdruck und der Milchsäurespiegel. Zudem erhöht sich der elektrische Widerstand der Haut, über den man den Grad der Entspannung des Meditierenden sogar messen kann. Bestimmte Formen von körperlichen Verspannungen, wie Spannungskopfschmerzen, Verkrampfungen im Rücken- und Nackenbereich sowie in den Muskeln, lösen sich auf.

Der Lotussitz

Der klassische Lotussitz wird dem Ungeübten kaum von Anfang an gelingen. Die nebenstehend genannten Übungsschritte führen Sie über den halben Lotussitz langsam zum Erfolg.

Die klassische Meditationshaltung ist der Lotussitz. Auf geistiger Ebene vermitteln die verschränkt auf dem Boden liegenden Beine ein Gefühl des Verwurzelt- und Geerdetseins. Die aufrechte Haltung der Wirbelsäule fördert die geistige Wachheit und die Konzentrationsfähigkeit. Nach längerem Verweilen im Lotussitz vertieft sich die Atmung spürbar, die Gedanken kommen zur Ruhe, und der Meditierende findet wieder zu sich.

- Zunächst nehmen Sie den halben Lotussitz ein.
- Setzen Sie sich im Schneidersitz auf den Boden.
- Nehmen Sie nun mit beiden Händen den rechten Fuß, und legen Sie ihn mit dem Rist auf dem linken Oberschenkel ab. Ihr linkes Bein bleibt dabei vollkommen entspannt auf dem Boden liegen.
- Legen Sie dann Ihre Hände mit den Handrücken auf Ihre gebeugten Knie. Die Fingerspitzen zeigen dabei nach vorn. Mit den Mittelfingern berühren Sie den Boden.
- Konzentrieren Sie sich jetzt auf Ihren Atem, und spüren Sie, wie die Energie der Erde über die Finger in Sie hineinströmt. Schließen Sie währenddessen die Augen, und verweilen Sie einige Minuten in dieser Stellung.
- Brechen Sie die Übung sofort ab, wenn Ihre Gliedmaßen überdehnt sind oder wenn Sie Schmerzen empfinden. Mit der Zeit und mit etwas Übung werden sie dehnbarer, und die Übung wird Ihnen ohne weiteres gelingen.

Diese Haltung ist die Vorstufe zum eigentlichen Lotussitz. Diesen können Sie einnehmen, wenn Sie den halben Lotussitz beherrschen.

- Setzen Sie sich zunächst im halben Lotussitz auf den Boden.
- Liegt der rechte Fuß auf dem linken Oberschenkel, so fassen Sie mit beiden Händen den linken Fuß und legen ihn auf den rechten Oberschenkel.
- Versuchen Sie Ihre Füße, die nun beide auf den Oberschenkeln liegen, bis hinauf in die Leistenbeuge zu ziehen. Ihre Knie sollten dabei den Boden berühren.
- Lassen Sie dann Ihre rechte Hand in der linken Hand wie in einer Schale ruhen. Die Daumenspitzen sollten sich dabei berühren, um den Energiekreislauf durch den Körper zu schließen.
- Schließen Sie die Augen, und atmen Sie ruhig und gleichmäßig. Führen Sie diese Übung so lange durch, wie sie Ihnen angenehm ist.

Das Ausmalen vorgegebener Mandala-Formen hat nachweislich seelisch heilende Wirkung, wie nicht zuletzt die Erfahrungen des Psychoanalytikers C. G. Jung mit Patienten gezeigt haben.

Mandala-Malen

Mandalas sind rituelle Kreisbilder, die im tibetischen Buddhismus zur religiösen Versenkung dienen. Im westlichen Kulturkreis haben sie Eingang gefunden in Entspannungsübungen für Menschen, die nervös und gestresst sind oder unter Angst- und Panikstörungen und dem damit verbundenen Verlust des Selbstbewusstseins leiden. Der Prozess der Tiefenentspannung und Selbstfindung, den allein schon der Anblick eines Mandala auslöst, wird durch das Malen noch verstärkt.

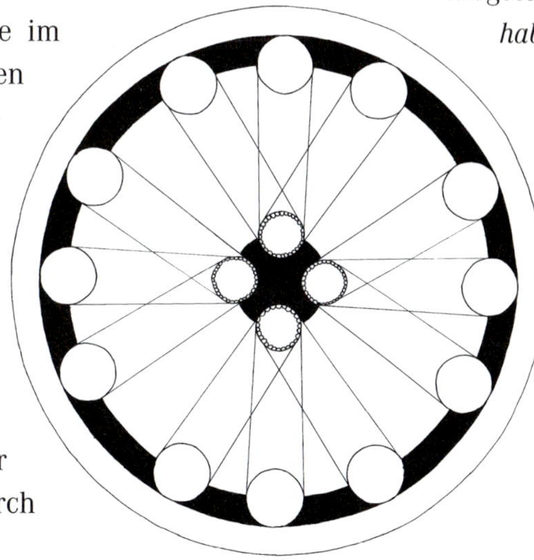

Beim Mandala-Ausmalen geht es nicht darum, mit ästhetisch wirkungsvoll gesetzten Farben ein ansprechendes Kunstwerk zu zaubern. Lassen Sie bei der Farbenwahl Ihrer Fantasie freien Lauf, vertrauen Sie ganz auf Ihre Intuition.

Geborgenheit und Kraft finden

Das Ausmalen von vorgegebenen Formen wie beim Mandala schenkt tiefe Befriedigung und unverhoffte Kraft. Die besondere Wirkung des Mandala-Malens auf Geist und Seele beruht auf der Technik des Malens einerseits und den Motiven der kreisförmigen Mandalas, in denen alles auf eine Mitte zustrebt, andererseits, wobei die beiden Faktoren sich gegenseitig verstärken.

So können wir uns wirkungsvoll von Angstmustern befreien: Die zerstreuten Kräfte werden gesammelt, seelische Blockaden aufgelöst, die innere Anspannung wird gelockert, und auch die Bereitschaft, sich durch äußere Einflüsse bestimmen zu lassen, lässt mit der Zeit nach. Wir fühlen uns wohl, sicher und in uns selbst geborgen. Nichts kann uns mehr etwas anhaben.

WAS SIE ZUM MANDALA-MALEN BENÖTIGEN

- Eine rutschfeste Malunterlage
- Einen dicken und einen dünnen schwarzen Filzstift für die Konturen
- Holzmalstifte, Ölkreide, Pastellkreide, bunte Filzstifte, Wachsmalkreiden, Deck- oder Aquarellfarben (wahlweise)

Hier kurz noch ein paar Hinweise, worauf Sie beim Mandala-Malen achten sollten:

- Farbenwahl

Welche Farben Sie verwenden, ist im Grunde genommen egal. Hauptsache, die Farbpalette ist möglichst breit und lässt Ihnen alle Gestaltungsmöglichkeiten beim Ausmalen offen. Deck- und Aquarellfarben kann man sehr gut zu neuen Farbtönen zusammenmischen und damit sehr zarte Nuancen erreichen. Wachsmalkreiden lassen sich untereinander verwischen,

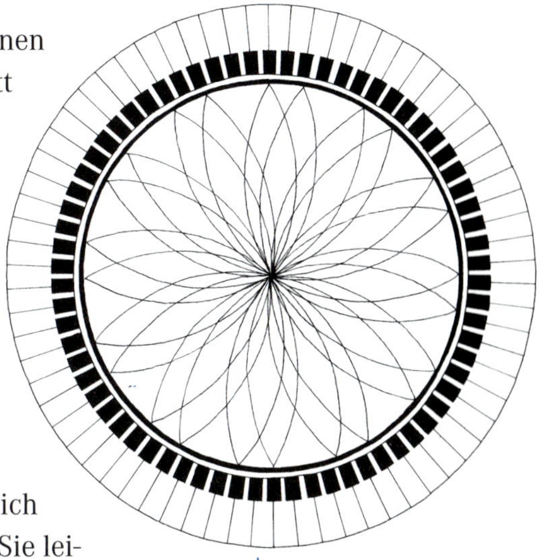

ebenso die Übergänge von verschiedenen Holzfarbstiften. Ölkreiden decken sehr satt und kräftig ab.

* Malrichtung

Die anfängliche Richtung, die Sie zum Ausmalen Ihres Mandala wählen - sei es von außen nach innen oder von innen nach außen -, sollten Sie beibehalten, denn das Mandala-Malen soll ordnend auf die Seele wirken.

* Allein malen

Ein Mandala sollten Sie immer nur für sich allein bemalen, denn die Angst, unter der Sie leiden, ist schließlich Ihr ureigenstes Problem. Vergegenwärtigen Sie sich während der Arbeit an Ihrem Mandala, welche Angstsituation Sie derzeit am meisten beschäftigt. Es ist durchaus möglich, dass Sie diese während des Malens umwandeln und auflösen können.

Aromatherapie

Die Aromatherapie, die in den letzten Jahren eine Renaissance erlebt hat, kennt eine Reihe von ätherischen Ölen, die auf ihre besondere Weise auch Menschen, die unter Angststörungen oder Depressionen leiden, entspannen und zur Ruhe kommen lassen. Aromatherapeutische Anwendungen bei nervösen und anderen Beschwerden körperlicher Natur gehen zurück bis in das zweite Jahrtausend v. Chr.

Die im Folgenden genannten Mischungen können Sie mühelos zubereiten und garantiert ohne Nebenwirkungen zu Hause anwenden. Die ätherischen Öle und Kräuterzusätze für die verschiedenen Rezepturen erhalten Sie in der Apotheke oder in Spezialgeschäften.

Der Geruchssinn reagiert am schnellsten auf äußere Reize. Beim Einatmen der stimmungsaufhellenden oder beruhigenden Düfte ätherischer Öle ist daher rasch Besserung bei Depressionen oder Ängsten zu erzielen.

Ängste mit Wohlgeruch besänftigen

Heute ist die Wirkung von ätherischen Ölen auf unser Gehirn und unser Nervensystem wissenschaftlich belegt. Alle Düfte wirken über die Nase, die nur wenige Schaltstellen vom Gefühlszentrum im Gehirn entfernt ist. Dieses Zentrum ist das limbische System. In ihm haben unser Schmerz wie unser Wohlbefinden, unsere Triebe und Gefühle ihren Ursprung.

Auch alle hormonellen Funktionen werden von hier aus gesteuert. Besonders die Selbstbehandlung von Ängsten und anderen nervlichen Beschwerden kann durch bestimmte Anwendungen mit ätherischen Ölen unterstützt werden: Sie lösen seelische Blockaden auf, entspannen Körper und Geist und beschleunigen Heilungsprozesse.

BAD ZUR TIEFENENTSPANNUNG

Zutaten

3 Tropfen Mandarinenöl
3 Tropfen Rosenholzöl
1 Tropfen Jasminöl
3–4 EL Schlagrahm

1

Mischen Sie die Öle unter die Sahne, und geben Sie die Mixtur in ein Vollbad (bis 34 °C).

2

Baden Sie 10–15 Minuten darin, ruhen Sie sich anschließend aus, oder gehen Sie zu Bett.

NERVENENTSPANNENDES BAD

Zutaten

Hopfen
Melisse
Lavendel
Sandelholz

1

Mischen Sie die getrockneten Kräuter (aus der Kräuterhandlung, Apotheke oder dem Reformhaus) zu gleichen Teilen in einer Tasse, und fügen Sie sie anschließend einfach dem Badewasser zu.

2

Im Bad sollten Sie höchstens 15 Minuten verweilen und sich dann ausruhen oder zum Schlafen legen.

DUFTKISSEN BEI EINSCHLAF-BESCHWERDEN

1

Geben Sie die beruhigende Mischung aus den getrockneten Kräutern zusammen mit den Ölen in einen Topf, vermengen Sie sie miteinander, und füllen Sie sie anschließend in ein kleines Baumwoll- oder Leinenkissen.

2

Legen Sie dieses unter Ihr Kopfkissen. Nach einem halben Jahr sollten Sie die Mischung erneuern.

Zutaten

2 EL Rosenblüten-blätter
2 EL Melissenblätter
2 EL Lavendelkraut
1 Tropfen Rosenöl
1 Tropfen Lavendöl
3 Tropfen Rosen-blütenöl

NERVENBERUHIGENDES, ENTSPANNENDES MASSAGEÖL

1

Mischen Sie zunächst das Sonnenblumenöl mit dem Mandelöl – Sie können auch Haselnuss-, Avocado- oder Jojobaöl verwenden – in einer dunklen Flasche (gibt es in der Apotheke oder im Reformhaus), und geben Sie anschließend die ätherischen Öle hinzu.

2

Verschließen Sie die Flasche fest, schütteln Sie die Mischung kräftig durch, und lassen Sie den Ölen ein wenig Zeit, sich miteinander zu »vermählen«.

3

Zur Anwendung verreiben Sie etwas Öl zwischen den Handflächen und massieren es dann am besten auf die leicht feuchte Haut, da die Öle so am besten einziehen.
Sie können natürlich auch Ihren Partner darum bitten, Ihnen mit dem Öl den Rücken zu massieren, und sich so verwöhnen lassen – und umgekehrt.

Zutaten

4 Tropfen Kamillenöl
4 Tropfen Lavendelöl
3 Tropfen Melissenöl
3 Tropfen Zimtöl
je 30 ml Sonnen-blumenöl und süßes Mandelöl

DUFTBAD BEI DEPRESSIONEN

Zutaten

2 Tropfen Rosenholzöl
4 Tropfen Basilikumöl
2 Tropfen Zitronenöl
2 Tropfen Muskatellersalbeiöl
3–4 EL Schlagrahm

1

Mischen Sie die Öle unter die Sahne, und geben Sie die Mischung in ein nicht zu heißes Vollbad.

2

Nach 15 Minuten im Bad trocknen Sie sich ab, ruhen etwa 30 Minuten oder gehen zu Bett.

STIMMUNGSAUFHELLENDES MASSAGEÖL

Zutaten

1 Tropfen Muskatellersalbeiöl
1 Tropfen Neroliöl
1 Tropfen Lavendelöl
30 ml Jojobaöl
70 ml süßes Mandelöl

1

Mischen Sie zunächst das Jojobaöl mit dem Mandelöl in einer dunklen Flasche, und geben Sie anschließend die ätherischen Öle hinzu.

2

Verschließen Sie die Flasche fest, und schütteln Sie die Mischung mehrmals kräftig durch.

3

Zur Anwendung verreiben Sie etwas Öl zwischen den Handflächen und beginnen mit der Massage bei Ihren Füßen bis hinauf zu den Schultern.

ÖLE GEGEN ANGST- UND PANIKATTACKEN FÜR DAS RIECHFLÄSCHCHEN

Zutaten

2 Tropfen Oreganoöl
2 Tropfen Lavendelöl
5 Tropfen Muskatellersalbeiöl
1 Tropfen Kiefernöl
1 Tropfen Zitronenöl
4 ml Sonnenblumenöl

1

Mischen Sie das Sonnenblumenöl mit den ätherischen Ölen in einem kleinen Fläschchen, das eine nach oben hin größere Öffnung haben sollte.

2

Verschließen Sie das Fläschchen sorgfältig mit einem Glaspfropf oder einem Korken, und schütteln Sie es mehrmals kräftig durch.

ÄTHERISCHE ÖLE GEGEN BEKLEMMUNGS-GEFÜHLE

- Kiefer
- Mandarine
- Muskatellersalbei
- Orange
- Rosmarin
- Ylang-Ylang
- Zeder
- Zitrone

Geben Sie 2 Tropfen eines der oben genannten Öle, das Ihnen vom Duft her – leicht wie z. B. Orange oder schwer wie z. B. Ylang-Ylang – am meisten zusagt, auf ein Taschentuch, und atmen Sie schon bei den Vorboten einer Angstattacke oder zur anschließenden Beruhigung den Duft tief ein. So kommen Sie schneller wieder zur Besinnung. Ihr Lieblingsöl und Taschentücher sollten Sie daher immer in Ihrer Tasche bei sich tragen.

ÖLE FÜR DIE AROMALAMPE

Füllen Sie die Zutaten in die Duftlampe, und lassen Sie sie anschließend 1–2 Stunden brennen. So lange dauert es, bis sich die entspannende Wirkung auf Körper, Geist und Seele voll entfaltet. Sie können auch Ihr Schlafzimmer für die Nacht vorbeduften.

Zutaten

4 TL destilliertes oder kalkarmes Wasser
5 Tropfen ätherische Öle

ÄTHERISCHE ÖLE GEGEN AKUTE ANGST-ZUSTÄNDE

- Angelika
- Baldrian
- Basilikum
- Bergamotte
- Iriswurzel
- Jasmin
- Koriander
- Lavendel
- Majoran
- Melisse
- Mimose
- Sandelholz

Entspannt und ohne Angstträume schlafen

Ein gesunder und tiefer Schlaf ist das A und O für die Regeneration von Körper und Seele. Gerade Menschen, die unter Angststörungen leiden, machen Einschlafprobleme zu schaffen, oder sie wachen während der Nacht öfter auf und finden dann keine Ruhe mehr. Dabei wäre für sie ein gesunder und fester Schlaf besonders wichtig, da ihre geistig-seelischen und auch körperlichen Reserven schneller aufgebraucht sind als bei gesunden Menschen.

Wenn Ängste sich ins Unterbewusstsein schleichen

Der Alptraum ist die gesteigerte Form des Angsttraums. Im Alptraum sieht sich der Träumende zur völligen Handlungsunfähigkeit verdammt, während ihm im Angsttraum noch ein gewisser Spielraum zur Gegensteuerung verbleibt.

Nicht selten schleicht sich, nachdem sie tagsüber bewusst durchlebt wurde, die Angst über das Unterbewusstsein nachts in den Schlaf ein. Angstträume sind reich an Symbolen und zeigen dem Schlafenden in ihrer Bildersprache sehr deutlich, inwieweit er seinen Ängsten ausgeliefert ist oder sie bewältigen kann. Man unterscheidet Angsttraum und Alptraum.

- Der Angsttraum bezieht sich auf bestimmte Situationen, die mit Eingeengtsein, Beschämtsein, Ausgestoßensein, Verirren oder Todesangst verbunden sind und dem Träumenden noch die Möglichkeit zur Gegensteuerung lassen.
- Der Alptraum hingegen, der sich in der gleichen oder ähnlichen Form wiederholen kann, ist die gesteigerte Form des Angsttraums und Ausdruck der völligen Lähmung oder Hilflosigkeit des Träumenden. Der Alptraum entspricht gewissermaßen der »Angst vor der Angst«, also einer unterbewusst erlebten Panikattacke.

Wie die Bilder des Angsttraums oder Alptraums auf die aktuelle Lebenssituation übertragen werden, kann man bei analytischer Begabung selbst interpretieren oder mit einem in der Traumdeutung versierten Psychotherapeuten erhellen.

WIE WIR SCHLAFEN

Die erste Tiefschlafphase ist ziemlich bald nach dem Einschlafen erreicht und dauert am längsten. Sie wird von einem leichteren Schlaf abgelöst, in dessen Verlauf man auch wieder wach werden kann. In den Leichtschlafphasen, die mit den immer kürzer werdenden Tiefschlafphasen abwechseln, sind auch die Träume angesiedelt; das heißt, unser Unterbewusstsein verarbeitet frische oder weiter zurückliegende Eindrücke.

Wie Sie mit Traumängsten fertig werden

Bei Angst- und Alpträumen hilft die bewusste Auseinandersetzung mit den Trauminhalten. Führen Sie dazu entweder ein Traumtagebuch, in dem Sie den Traum genau notieren, die Rolle, die Sie und andere darin spielen, und welche Symbole in welchem Zusammenhang darin aufgetaucht sind. Wenn Ihnen intuitiv keine passende Erklärung dazu einfällt, besorgen Sie sich ein Traumbuch, in dem Sie die Symbole nachschlagen können, und vergleichen Sie sie mit Ihren Erfahrungen.

Das Traumtagebuch ist die beste Möglichkeit, sich einen Überblick über bestimmte – eventuell wiederkehrende – Trauminhalte zu verschaffen. Erst anhand einer Traumsammlung kann man Verbindungen erkennen und Komplexe entwirren.

Alpträume malen

Bei Alpträumen hat es sich als besonders hilfreich erwiesen, diese zu malen. Wenn Sie versuchen, sich die Bilder der Nacht bewusst zu machen, löschen Sie die Gefahren des Traums meistens aus. In manchen Fällen hilft eine derartige Aufarbeitung durch Nachbilden und Nachfühlen dabei, dass der Traum der Vergangenheit angehört.

Deutung von Traumelementen

Angstträume spiegeln häufig die verschiedenen Möglichkeiten des Umgangs mit der Angst wider. Man mag sie als Hinweis des Unterbewusstseins deuten oder als Abbild des eigenen Ich mit seinem mehr oder weniger ausgeprägten Bewältigungsvermögen der Angst:

✳ **Sich selber zusehen** In manchen Angstträumen gerät man unverhofft vom Handelnden in die Rolle des Zuschauers. Man beobachtet die Traumsituation und sich selbst, wie man mit der Gefahr fertig wird. Man sieht die Gefahr mit geschärftem Blick, durchleidet die Angst aber nicht so stark, wie wenn man in der Rolle des Opfers aufgeht. Während man in der Rolle des Opfers die Situation ohnmächtig durchleidet, hilft das distanzierte Betrachten dabei, sich Gedanken über die Situation zu machen und Strategien zur Bewältigung zu entwerfen. Ein solcher Traum zeigt, dass man in der Entwicklung seiner Handlungskompetenz schon ziemlich große Fortschritte gemacht hat.

Traumdeutung ist seit S. Freud eine mit wissenschaftlichem Instrumentarium betriebene Disziplin. Trotz aller Mehrdeutigkeiten geben bestimmte Elemente Hinweise auf die zugrunde liegende Problematik.

✳ **Aus dem Schlaf schrecken** Die körperlichen Symptome werden während des Angsterlebens mitunter so stark, dass man aufwacht und nur noch schwer wieder Schlaf findet. Man kann dieses Erwachen jedoch auch im übertragenen Sinn deuten: Es soll darauf aufmerksam machen, dass es Zeit ist, sich bestimmten Situationen oder Inhalten in seinem Leben nicht mehr zu verschließen, sondern sich mit ihnen auseinander zu setzen.

✳ **Einen Helfer in der Not haben** In manchen Träumen springt einem ein Helfer zur Seite. Das kann ein Mensch ebenso wie ein Tier sein. Je höher der Bewältigungsgrad der Angst bei einem Menschen ist, desto eher stehen ihm diese »inneren Gestalten« zur Verfügung, die das Geschehen steuern. Sie zeigen dem Menschen auch während des Angsttraums an, dass auf jede Angst wieder eine Ruhephase folgt, in der er sich sicher fühlen kann.

✳ **Zeitlupe** Manche Träume spielen sich plötzlich nicht mehr in der gewohnten Geschwindigkeit ab, sondern verlangsamt – etwa bei Fall-Träumen, bei denen die Landung nach einem Absturz plötzlich ganz sanft erfolgt. Übertragen kann das plötzliche Zeitlupentempo bedeuten, dass die Schnelligkeit eines Geschehens viel Angst auslöst, die Verlangsamung dagegen das Angstniveau senkt.

Das Tempo, in dem Träume ablaufen, gibt Aufschluss darüber, inwieweit eine gewisse Geschwindigkeit vom Träumenden als beängstigend oder beruhigend empfunden wird.

ZWÖLF TIPS FÜR EINEN ENTSPANNENDEN SCHLAF

✳ Nehmen Sie abends nur ein leichtes Gericht mit möglichst wenig tierischem Eiweiß zu sich. Fleischspeisen, Fisch, Sauermilchprodukte und Käse sollten daher nicht auf Ihrem Speiseplan stehen. Seien Sie auch zurückhaltend mit schwer verdaulicher Rohkost. Ideale Abendmahlzeiten sind dagegen Suppen, Reis- und Gemüsegerichte sowie Nudeln.

✳ Wenn Sie keinen Hunger haben, können Sie das Abendessen auch ausfallen lassen. Gehen Sie jedoch nicht mit knurrendem Magen ins Bett, so dass Sie vor Hunger nicht einschlafen können.

✳ Die letzte größere Mahlzeit sollten Sie zwei bis drei Stunden vor dem Schlafengehen einnehmen.

✳ Vermeiden Sie nachmittags zu viel koffeinhaltigen Kaffee oder schwarzen Tee. Vor allem das anregende Tein im Tee ist über einen langen Zeitraum wirksam.

✳ Verzichten Sie tagsüber auf den Mittagsschlaf oder ein Nickerchen zwischendurch.

✳ Beschließen Sie den Tag mit Tätigkeiten oder Dingen, die Sie entspannen und die Ihnen angenehm sind. Gehen Sie spazieren, oder lassen Sie die beruhigenden ätherischen Öle einer Duftlampe auf sich wirken.

Ein entspannender Schlaf bedarf entsprechender Vorbereitung. Eine beruhigende Massage, ein Schlummertrunk, eine Lektüre zum Abschalten, Gedanken an etwas Schönes vor dem Einnicken lassen Sie in einen erholsamen, ungestörten Schlaf sinken.

ZWÖLF TIPS FÜR EINEN ENTSPANNENDEN SCHLAF – FORTSETZUNG

Gewöhnen Sie sich daran, in den Abendstunden Tagebuch zu führen und den Tag Revue passieren zu lassen. Schreiben Sie auf, was Sie belastet hat, und vergessen Sie dabei auch nicht die schönen Erlebnisse. Nach einiger Zeit werden Sie feststellen, dass Ihnen das Aufschreiben dabei hilft, sich über Ihre inneren Prozesse klarer zu werden. Manches, womit Sie schon lange gehadert haben, löst sich durch diese Art der Bewusstwerdung auf.

✳ Massieren Sie Ihre Füße vor dem Schlafengehen sanft mit etwas Hautpflegeöl, und denken Sie an den morgigen Tag, den Sie entspannt beginnen wollen.

✳ Der klassische Schlaftrunk ist ein Glas heiße Milch, das man in kleinen Schlucken vor dem Zubettgehen trinkt.

✳ Achten Sie darauf, dass Ihre Wohnung abends nicht mehr hell erleuchtet ist, sondern dass alle Lichter gedämpft sind. So stellen Sie Ihre innere Uhr auf die Nachtruhe ein.

✳ Gehen Sie ab 22 Uhr ins Bett, und stehen Sie möglichst früh, gegen 6 oder 7 Uhr morgens, auf. So leben Sie im Einklang mit Ihrem Biorhythmus und dem natürlichen Rhythmus der Natur, der mit Tageslicht auf Aktivität und mit abnehmendem Licht auf Passivität und Ruhe umschaltet.

✳ Lesen Sie vor dem Einschlafen noch etwas, was Ihnen Freude bereitet und nicht mit Ihrem Alltag oder Ihrem Beruf zu tun hat. Man hat festgestellt, dass regelmäßiges entspannendes Lesen und Meditation dabei helfen, Ängste zu lindern.

✳ Denken Sie vor dem Einschlafen in lebhaften Bildern an etwas Schönes, das Sie bis in Ihre Träume begleiten soll.

Adressen

✳ Therapeuten

Psychotherapie-Informationsdienst des Berufsverbandes Deutscher Psychologen
Heilsbachstr. 22
53123 Bonn
Telefon (02 28) 74 66 99

Psychologisches Institut der Universität Frankfurt/M.
Psychotherapeutische Ambulanz
Theodor-Stern-Kai 7
60596 Frankfurt/M.
Telefon (0 69) 63 01 59 86

Fachverband Deutscher Heilpraktiker Landesverband Bayern e. V.
Neumarkter Str. 87
81673 München
Telefon (0 89) 4 31 41 40

✳ Kontakte zu Selbsthilfegruppen bei Ängsten oder Kontaktstörungen

Nationale Kontakt- und Informationsstelle (NAKOS)
Albrecht-Achilles-Str. 65
10709 Berlin
Telefon (0 30) 8 91 40 19

✳ Ärzte

Deutsche Homöopathische Union
Ottostr. 22
76227 Karlsruhe
Telefon (07 21) 40 93 01

Bundesverband Deutscher Ärzte für Naturheilverfahren e. V.
Hainstraße 9
96047 Bamberg
Telefon (09 51) 2 78 88

✳ Beratung bei Lebensmittelallergien, die Ängste auslösen

Allergiker- und Asthmatikerbund e.V.
Hindenburgstraße 110
41061 Mönchengladbach
Telefon (0 21 61) 1 02 07

✳ Beratung bei Lebenskrisen

Die Arche
Viktoriastr. 9
80803 München
Telefon (0 89) 33 40 41

Impressum

Midena Verlag, Augsburg

2. Auflage

Redaktion: Thomas May
Medizinische Begutachtung: Dr. med. Eberhard Wormer, München
Bildredaktion: Miriam Zöller
Umschlag: Elisabeth Petersen, München
Layout: Christine Paxmann, München
Grafische Gestaltung und DTP/Satz: Dirk Risch, München · Berlin
Druck und Bindung: Offizin Andersen Nexö, Graphischer Großbetrieb, Leipzig

Gedruckt auf chlorfrei gebleichtem Papier

Printed in Germany

ISBN 3-310-00430-9

Die Autorin des Buches

Andrea-Anna Cavelius studierte Philosophie, Geschichte und Deutsch als Fremdsprache in München, Siena und Salamanca. Seit einigen Jahren arbeitet sie als freie Journalistin und Autorin mit den Schwerpunkten Gesundheit von Körper und Seele, Gesellschaft und Modernes Leben. Im Pattloch Verlag veröffentlichte sie gemeinsam mit Sascha Wuillemet den Titel »Zur Stille finden. Mandalas malen«.

Haftungsausschluss

Die Inhalte dieses Buches sind sorgfältig recherchiert und erarbeitet worden. Dennoch können weder Autoren noch Verlag für alle Angaben im Buch eine Haftung übernehmen.

Die Deutsche Bibliothek – CIP-Einheitsaufnahme

Cavelius, Andrea-Anna:
Angst und Panikattacken überwinden : Das Selbsthilfe-Programm / Andrea-Anna Cavelius. – Augsburg : Midena, 1997
ISBN 3-310-00430-9

Bildnachweis
Foto Traudel Bühler, Augsburg: 4, 39, 64, 66, 81; Jens Kron, Augsburg: 6, 51, 61, 101; Grafikdesign Simon Noack, Augsburg: 2, 5, 11, 24, 29, 77, 124; Studio für Illustration und Fotographie Sascha Wuillemet, München: 129, 131; ZEFA, Düsseldorf: 87, 112;

Textquelle
Seite 8, U4: Aus *Erich Fried:* Warngedichte. © Carl Hanser Verlag. München 1964

Weiterführende Literatur

Burgerstein, Lothar: Heilwirkung von Nährstoffen. Karl Haug Verlag. Heidelberg 1994
Condrau, Gion: Der Mensch und sein Tod. Kreuz Verlag. Stuttgart 1992
Doucet, Friedrich W.: Traum und Traumdeutung. Heyne. München 1988
Huber, Winfried: Probleme, Ängste, Depressionen. Beratung und Therapie bei psychischen Störungen. Hans Huber Verlag. Bern/Göttingen/ Toronto/Seattle 1992
Richter, Horst-Eberhard: Umgang mit der Angst. Hoffmann & Campe. Hamburg 1992
Wuillemet, Sascha und Cavelius, Andrea-Anna: Mandalas malen. Pattloch Verlag. Augsburg 1997

Register